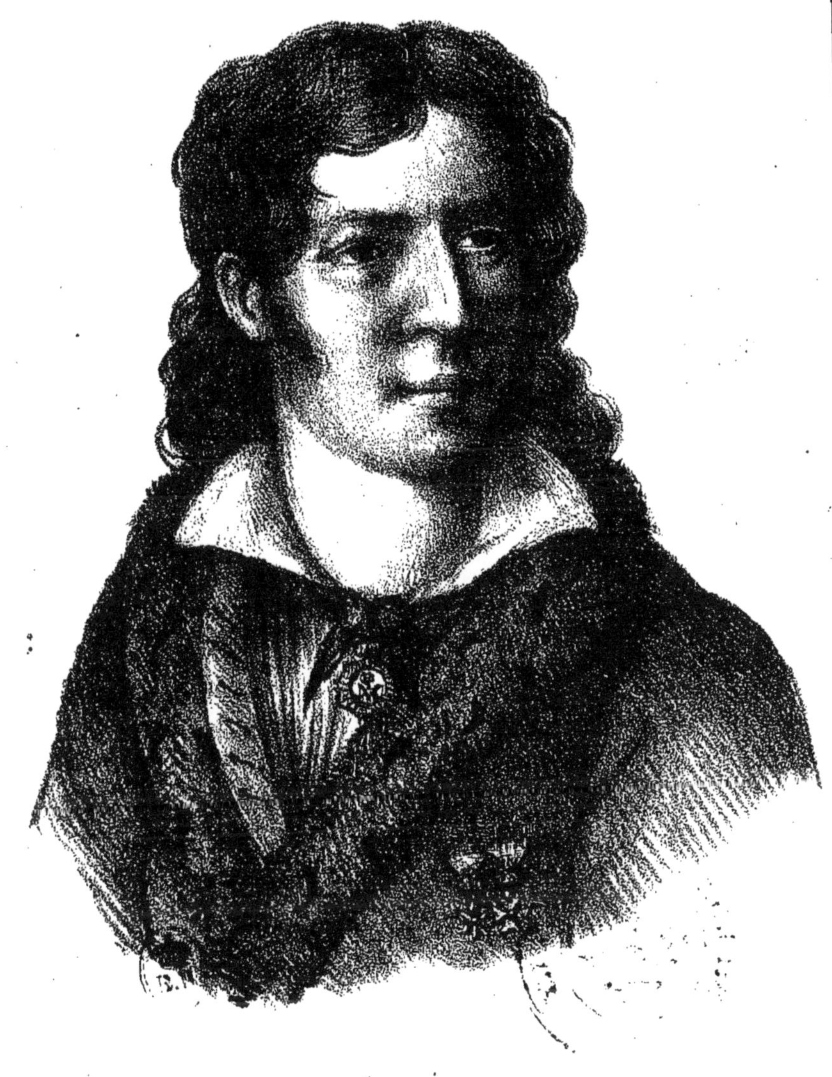

D.ⁿ D.ᵒ VACCA. B.ⁱ F.ˢ

Doctor Onorario del Hospicio General de la Maternidad de Messico; Caballero de Varias ordenes y miembro de varias Academias.

OBSERVATIONS

SUR

Le Choléra-Morbus

ET SUR

DIVERSES MALADIES DE L'ENFANCE;

Leurs causes, Symptômes et Traitement

A L'AIDE

DU SUCRE SAPOTILLE,

Par le docteur Vacca Berri,

Médecin honoraire de la Maternité de Mexico, chevalier de plusieurs ordres et membre de plusieurs Académies et Sociétés savantes.

Verba volant, facta manent.

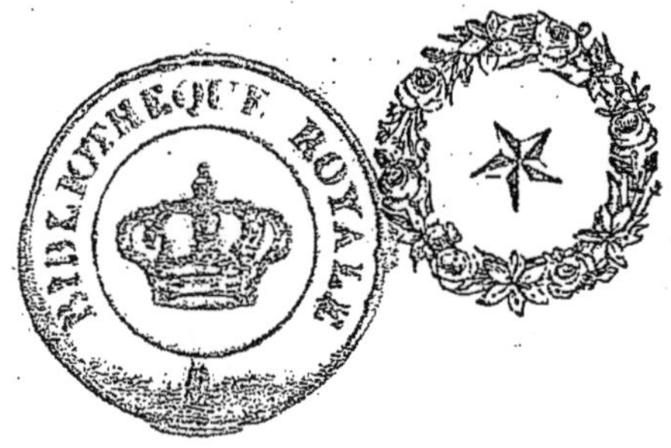

A PARIS,

CHEZ E. CROCHARD ET COMPAGNIE,

à la librairie médicale et scientifique,

RUE ET PLACE DE L'ÉCOLE DE MÉDECINE, 13.

1837.

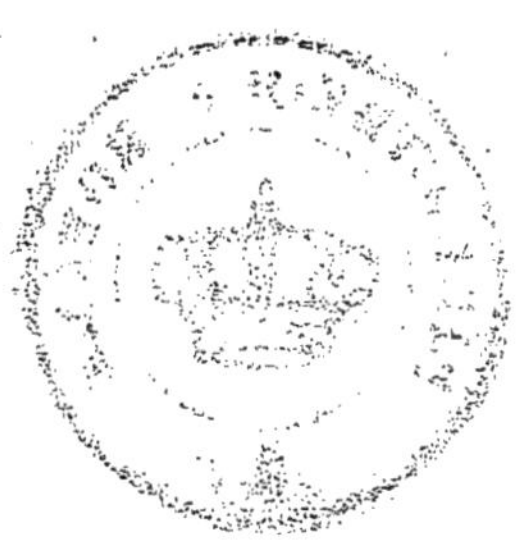

Paris, Imprimerie de L. B. Thomassin et comp., rue des Bons-Enfants, 34.

HOMMAGE

A M. le Baron Alibert,

Officier de la Légion-d'Honneur, etc.,

MEMBRE DE L'ACADÉMIE ROYALE DE MÉDECINE, MÉDECIN DE PLUSIEURS ÉTABLISSEMENTS,

En souvenir des bienveillants Éloges
que sa plume éloquente a faits du Docteur Vacca Berlinghièri.

ADMIRATION ET RECONNAISSANCE.

L. C. Vacca B F.

D. M.

Prix : 5 francs.

AU PROFIT D'UNE NOMBREUSE ET HONORABLE FAMILLE

Trop digne de la commisération publique.

AVANT-PROPOS.

En faisant précéder par cette petite brochure la publication de nos voyages (annoncée déjà par les journaux), notre but n'est pas d'aspirer à la célébrité des médecins réformateurs, mais seulement d'être plus promptement utile aux habitants méridionaux ravagés par le triste fléau cholérique.

Nous pensons qu'il y aurait forfaiture à garder plus long-temps ignorée la découverte d'un traitement, d'un spécifique dont nos expériences répétées nous ont prouvé l'incontestable efficacité, d'ailleurs confirmée par une foule de documents authentiques, tels que les rapports de l'Académie, les actes du jury chimique, et les procès-verbaux des comités supérieurs administratifs de la capitale du Mexique, dont nous donnons à nos lecteurs la traduction fidèle.

En parlant de quelques observations sur le choléra, recueillies par le philanthrope docteur, en France, en Hollande, en Danemarck et au Mexique, nous n'entendons présenter ici qu'un très-faible aperçu de celles qu'il a faites pendant six ans de lutte (et non sans succès) contre cette meurtrière maladie. Heureux si elles peuvent encore enlever quelques victimes à l'impitoyable mégère qui se plaît à décimer nos belles contrées du Midi! C'est la plus douce récompense à laquelle il aspire pour les travaux immenses et les efforts sans nombre auxquels il a dû se livrer avant d'arriver à la composition du précieux sucre sapotille, substance anticholérique, extraite du fruit du même nom, qui fait l'ornement des tables mexicaines. Puisse cette heureuse découverte justifier en Europe le résultat qu'elle a obtenu en Amérique, et donner à ce petit opuscule le mérite qui lui manque sous le rapport littéraire.

Fort de ses intentions philanthropiques, l'auteur met sa confiance dans l'indulgence du public auquel il soumet humblement ses travaux, de ce public qui jadis lui a fourni les moyens d'accomplir ses longs voyages, et d'ajouter ces connaissances à celles que lui ont procurées sa protection et sa faveur.

OBSERVATIONS

SUR

LE CHOLÉRA-MORBUS

RECUEILLIES

EN FRANCE, EN HOLLANDE, AU MEXIQUE, ETC.;

De ses Causes,

DE SES SYMPTOMES, DE SON COURS

et

DE SON TRAITEMENT PAR LE SUCRE DE SAPOTILLE;

Par L. C. Vacca Berri,

Médecin honoraire de la Maternité de Mexico, chevalier de plusieurs ordres, et membre de plusieurs Académies.

Nous ne rechercherons point ici d'où vient le mot *choléra,* préférant nous occuper à le déterminer qu'à connaître la frivole origine de l'étymologie de ce nom; nous ne ferons pas non plus l'histoire complète du choléra indien, allemand, russe, anglais, mais seulement nous donnerons ici quelques idées des observations faites pendant six années consacrées aux soins assidus de cette rebelle maladie en France, en Hollande et tout récemment au Mexique.

D'après les observations de quelques médecins européens, il paraîtrait que cette maladie a paru dans l'Inde en 1756, et dans d'autres contrées en 1781, mais que son intensité n'avait pas atteint le degré de mortalité qui épouvanta les régions russes, françaises et américaines, en 1830, 1832 et 1834. Rien ne prouve que cette épidémie soit contagieuse, quoique nous ayons souvent observé que lorsque cette maladie s'introduit dans une famille, il est rare qu'elle n'affecte pas du premier au dernier des membres qui la composent.

Nous avons remarqué aussi que des individus qui étaient soumis à l'influence de cette épidémie en étaient frappés, quoiqu'ils se fussent éloignés de quelques lieues de l'endroit infecté, et que souvent ils étaient cause de la naissance du choléra dans le pays où ils s'étaient réfugiés.

D'une autre part, nous nous sommes inoculé non seulement du sang de plusieurs cholériques, mais encore des matières trouvées dans le tube digestif ; d'autrefois aussi nous avons goûté diverses matières rendues par le vomissement, et cependant nous n'avons pas contracté le choléra. Passons maintenant à la source connue.

C'est à Zilla-Jessore, ville située à 24 lieues environ au nord-ouest de Calcutta, que ce fléau se manifesta pour la première fois, au mois d'août 1817; sortant de ce foyer d'infection, il s'est étendu à l'est, à l'ouest et au nord. Irrésistible dans sa marche, après avoir traversé l'Océan, les fleuves, franchi les montagnes, décimé une partie de nos voisins, il nous est apparu avec une inconcevable rapidité. Jetons un voile sur le passé, et répétons seulement que l'on est effrayé des ravages épouvantables que cette épidémie a faits dans les divers endroits où elle s'est arrêtée; mais, grâce à la médecine physiologique, nous espérons l'anéantir. Honte et malheur aux polypharmaques! ils font autant de ravages que cette mégère impitoyable..... . . . .

Depuis Hippocrate jusqu'à nos jours, certains médecins ont pensé que la maladie dont nous nous occupons devait être attribuée à la surabondance, à l'âcreté de la bile, dans le foie d'abord, puis dans l'estomac et les intestins. Plusieurs d'entre eux ne firent point justice de cette erreur, qui fut partagée par le plus grand nombre; ils flottèrent long-temps entre une théorie surannée et la vérité. Cependant un rayon lumineux leur apparut: ils ne surent pas en profiter; du moins ils ne voulurent point faire de concessions à leur fausse théorie; ils se contentèrent de suivre leur médecine empirique; et voyant qu'ils encensaient en vain leurs idoles, ils admirent une espèce de cause occulte. Laissons un instant ces médecins trop classiques, nous aurons occasion de les revoir; disons seulement que nous considérons depuis long-temps le choléra comme une maladie essentiellement inflammatoire, et rentrons dans des détails qui peuvent ramener à la saine médecine plusieurs de nos honorables ontologistes; commençons la description de cette cruelle maladie.

CAUSES.

Pour les classer convenablement, nous les distinguerons en deux ordres désignés sous les noms de causes prédisposantes et de causes occasionnelles.

Causes prédisposantes. Ces causes existent dans les sujets mêmes ou dans les circonstances extérieures qui les environnent; celles du premier genre sont déduites de l'âge, du sexe, du tempérament. Nul doute que la jeunesse, l'âge adulte, les hommes, plutôt que les femmes, ne soient plus exposés au choléra comme à toutes les maladies inflammatoires; cependant il est à observer qu'en France cette maladie a sévi avec plus de fréquence chez les jeunes femmes que chez les hommes.

Parmi les causes du choléra, nous ne manquerons pas de compter les passions fortes; toutes tendent à prédisposer à cette maladie, principalement l'usage trop souvent renouvelé des passions luxurieuses; cet acte, en embrasant tout notre être, nous met dans une agitation violente qui influe d'une manière toute particulière sur notre économie, et il est encore bien plus redoutable exécuté immédiatement après le repas ou après avoir pris des liqueurs alcooliques.

L'ivresse est une des causes du choléra; la terreur est une prédisposition des plus puissantes. Ainsi recherchons les choses capables de nous distraire et d'éloigner de nous les idées rembrunies.

Cette maladie attaque plus facilement les personnes qui ont des affections chroniques du tube digestif.

La suppression de certaines évacuations, soit naturelles, soit artificielles, comme du flux menstruel, des lochies, des hémorrhoïdes, d'un cautère ou d'un séton, peut favoriser son développement.

L'usage de certains aliments indigestes ou irritants, tels que les viandes noires, les graisses, les huiles, les œufs de brochet ou de barbeau, les fèves, les ognons, les champignons vénéneux, les melons, les courges, les concombres, les pêches, les prunes, les raisins, les cerises, les gâteaux faits avec beaucoup de beurre, les poissons gras, etc.; de même les vomitifs, les purgatifs les plus légers, administrés intempestivement, peuvent devenir causes prédisposantes.

Quant aux causes prédisposantes qui se

déduisent des circonstances extérieures, on sait que les saisons, les climats chauds favorisent ce fléau; c'est pourquoi le choléra est endémique dans certaines contrées de l'Inde. Enfin, une cause prédisposante que l'on ne saurait oublier, c'est celle qui naît d'un état épidémique existant, comme le prouvent les faits, et comme l'ont constaté des observateurs. On doit attribuer ces diverses causes à l'influence des *circumfusa* ou autres agents qui ont prise sur nous; en effet, il est d'observation que, lorsqu'il règne une épidémie, on peut en être atteint, quel que soit le soin que l'on ait de se garantir des causes auxquelles il serait possible d'en attribuer la naissance.

Nous sommes de l'avis du docteur Schenurrer, qui pense qu'une des causes principales est due à l'influence magnétique de la terre, qu'il désigne par le nom de *force tellurique*.

Causes occasionnelles. Elles sont en très-grand nombre ; tels sont le passage d'une température à une autre, l'exposition à un air froid, un écart de régime, etc. ; la pauvreté est une des causes les plus puissantes. Toutes les causes de maladie, en un mot, seront causes occasionnelles lorsque la prédisposition sera bien établie.

SYMPTOMES.

Nous en formons trois classes bien distinctes, qui se rapportent aux trois degrés de cette maladie. Nous ferons cependant remarquer qu'il n'est pas nécessaire que tous les symptômes soient réunis pour constater la présence du choléra ; car, au dire de certains médecins, il faut que le sujet soit à l'état de cyanose ; encore ne l'admettent-ils pas toujours. Malheureusement, nous avons vu plusieurs de nos malades emportés en peu d'heures, à la suite de quelques symptômes insignifiants, pour avoir retardé l'emploi de moyens qui certes auraient arrêté la maladie, « parce que, disait-on, cela n'est rien; ce ne sont que de légères douleurs de ventre, » et trois heures après le malade n'était plus.

L'invasion du choléra est souvent brusque et imprévue; souvent aussi elle est annoncée par un certain nombre de symptômes qu'il est du plus grand intérêt de connaître, afin d'employer de suite les moyens capables d'en arrêter les progrès. Ces symptômes sont très-variés ; plusieurs d'entre eux sont communs à d'autres maladies; cependant, lorsqu'on les observe chez un individu soumis à l'influence épidémique régnante, et que certaines particularités semblent le désigner comme victime future de ce fléau, on doit redoubler d'attention pour détourner, s'il est possible, l'orage qui se prépare. On se tiendra donc sur ses gardes si l'on observe une humeur chagrine et bizarre sans cause connue, des anxiétés, une céphalalgie, des étourdissements subits, de la somnolence, de la paresse pendant le jour en opposition avec l'insomnie la plus pénible pendant la nuit. Des désordres plus ou moins profonds de la respiration, un pouls tantôt fort ou développé, tantôt petit et concentré, un battement précipité du cœur, de l'aorte, des carotides et des artères temporales, de petites coliques et un état de malaise dont on ne peut se rendre compte, des envies d'aller à la garde-robe, souvent par des coliques ou seulement un léger mal de ventre, un sentiment de formication dans les membres, de légers mouvements spasmodiques de la face, des crampes assez fréquentes, des envies de vomir, quelquefois des vomissements, tels sont quelques signes d'un choléra imminent chez plusieurs sujets. Cette maladie est tellement capricieuse que très-souvent, comme nous l'avons déjà dit, elle vient frapper sa victime au milieu de la santé la plus brillante en apparence.

Viennent ensuite les autres symptômes des trois degrés du choléra que nous allons décrire.

PREMIER DEGRÉ.

Le premier degré s'annonce par un malaise général, des maux de tête, souvent des vertiges, des étourdissements, des douleurs vagues dans la région des reins, inappétence, nausées, quelquefois vomissements de matières bilieuses ou glaireuses, parfois aqueuses ou blanchâtres, avec une grande chaleur et une légère douleur à l'épigastre ; surviennent le plus souvent des flatuosités, des gargouillements dans le ventre, coliques suivies bientôt d'épreintes et de selles de même nature que les matières vomies ; d'autres fois constipation, abattement, quelques fourmillements dans les extrémités, crampes plus ou moins douloureuses, peau refroidie et moite, soif vive; langue plate, blanche au milieu et légèrement rosée au pourtour, humide ou bien sèche, et recouverte d'un enduit un peu jaunâtre; pommettes rouges; yeux plus brillants que de coutume; pouls souvent dans l'état naturel, ou tantôt fréquent, serré, rarement dur; sécrétion urinaire peu abondante et d'une odeur peu sensible : tels sont à peu près les symptômes du premier degré.

DEUXIÈME DEGRÉ.

Les symptômes du second degré sont presque toujours brusques; cependant ils sont parfois précédés de quelques-uns de ceux que nous venons d'énumérer; ils s'annoncent ainsi : sentiment de courbature générale, abattement profond, frisson, chaleur brûlante à l'épigastre; la moindre pression sur cette région fait éprouver une vive douleur; anxiété, tristesse, pressentiments sinistres, crainte de la mort; le pouls est extrêmement variable, tantôt vif, serré, petit et irrégulier, tantôt à peine sensible au toucher; efforts pour vomir, le plus souvent vomissements fréquents et pénibles, et des selles sans nombre, accompagnées de violentes coliques et d'épreintes continuelles. Les matières vomies sont blanchâtres, sans odeur ni saveur spéciales, ayant l'apparence de l'eau de riz, du petit lait, d'une teinte quelquefois verdâtre ou bleuâtre; les déjections alvines sont liquides et contiennent le plus souvent des flocons blancs, semblables aux petits morceaux albumineux qui nagent dans le lait tourné; quelquefois noires et d'une odeur très-fétide, rarement sanguinolentes; la langue est d'un blanc mat, souvent plate, étroite et lancéolée, d'un rouge vif au pourtour et à la pointe, quelquefois sèche, rouge et recouverte d'un enduit jaunâtre; il y a soif ardente, désir immodéré des boissons froides, sensation d'une chaleur vive dans l'arrière-bouche, le trajet de l'œsophage. Au dire des malades, ils éprouvent aussi un sentiment de feu qui brûle l'estomac; la figure exprime la douleur; elle est grippée, d'une couleur bronzée; les joues et le nez sont froids, les yeux brillants et entourés d'un cercle noirâtre; il y a prostration extrême, contractions spasmodiques dans les doigts et les orteils, crampes insupportables dans le gras des jambes et des bras; la peau est froide, comme marbrée et couverte d'une sueur visqueuse; le cœur, l'aorte, battent avec fréquence; sentiment d'oppression, respiration gênée, tendance à l'asphyxie et efforts du malade pour porter les mains à sa poitrine, comme pour tâcher d'aider les différents muscles qui servent à l'inspiration et à l'expiration; l'air expiré est légèrement froid et inodore; la voix est faible et flûtée. Ce symptôme existe presque toujours; on ne saurait en donner qu'une faible idée à ceux qui n'ont pas entendu parler les cholériques; c'est tout à fait une voix sépulcrale.

Le ventre est tantôt souple ou ballonné; douleur mordicante à la partie supérieure du duodénum et dans la région du colon; excrétion urinaire presque nulle. Les phénomènes que présente ce second degré varient à l'infini; d'abord il est extrêmement rare de les rencontrer tous ensemble, et puis nous ferons observer que quelques-uns suffisent pour que la mort se hâte de terminer cette scène de douleur. Ainsi donc, qu'on ne perde point un seul instant; que les médecins physiologistes fassent briller le flambeau de la vérité : initiés aux mystères, ils sont assurés d'avance d'un plein succès; qu'ils laissent ramper dans les ténèbres les médecins à bascule.

TROISIÈME DEGRÉ.

Ce n'est point une chose mystique; ce n'est pas non plus une hypothèse, une idée purement arbitraire, de considérer dans le choléra-morbus trois degrés distincts; c'est l'expérience qui nous a offert ces trois aspects différents. Voici maintenant les symptômes qui caractérisent ce troisième degré : ils sont effrayants ; c'est le choléra dans toute sa force ; le malade est comme foudroyé. Souvent ce n'est que la continuation du premier et du second degré, ce qui arrive toujours si le traitement physiologique a été négligé ou mal employé ; quelquefois il arrive spontanément et frappe en peu d'heures les personnes d'une santé florissante ; on le reconnaîtra aux indices suivants : *facies* cadavérique, teinte violette ou bronzée, altération profonde des traits, yeux enfoncés dans leur orbite, mornes, abattus ; pupilles dilatées ou contractées ; cercle bleuâtre ou plombé autour des paupières ; nez effilé et froid, souvent noir ou d'une couleur lie de vin ; lèvres béantes, pâles ou violettes ; langue blanche au milieu et offrant ses papilles en forme de râpe ; rougeur au pourtour et à sa pointe ; le plus souvent froide et légèrement rosée; intérieur de la bouche sec; voix strangulée ou cholérique, hoquet; air expiré froid et inodore; soif inextinguible, désir des boissons froides; prostration extrême; sentiment de suffocation; le stéthoscope fait entendre une respiration rare, imperceptible, tantôt précipitée, irrégulière, tantôt pénible, suspirée; quelquefois un bruit semblable aux cris de la scie des scieurs de long; chaleur brûlante à l'épigastre, sensibilité très-vive en touchant cette région, envie de vomir, vomissements et déjections blanchâtres; quelquefois les selles et les vomissements sont continuels, d'autrefois il n'y en a pas du tout; borborygmes, douleur très-prononcée lorsqu'on touche le trajet du duodénum, du colon; pouls radial chez la plupart imperceptible, nul; les battements du cœur, de l'aorte, des carotides, se font sentir avec fréquence, mais mollement; ce sont absolument les mêmes pulsations que donne l'asphyxie. La peau est froide, d'une couleur cyanique, noirâtre ou livide, d'un rouge de rouille, recouverte d'une sueur visqueuse, ridée sur les mains et les pieds, faisant éprouver au médecin le même effet que s'il touchait un cadavre; l'amaigrissement est aussi général et presque instantané. Il y a suppression des urines pendant presque tout le temps de cette cruelle maladie; contractions spasmodiques ou tétaniques des extrêmités, avec ou sans crampes; ces diverses contractions suspendent la respiration, influent d'une manière positive sur le cœur et les artères en enrayant leur mécanisme; quelquefois les membres sont rétractés, les doigts crochus, les ongles d'un bleu livide; la victime s'agite, se pelotonne et succombe, la tête renversée, les yeux entr'ouverts, et toujours avec la jouissance de ses facultés intellectuelles. Telle est en peu de mots l'histoire fidèle des trois degrés du terrible fléau qui désole nos contrées.

MARCHE ET TERMINAISON.

Le choléra-morbus n'offre pas toujours une marche régulière ; il débute tantôt par des symptômes précurseurs, d'autres fois il est spontané, et il arrive en peu d'heures à son *summum* d'intensité, ce qui rend en général la durée de la maladie assez courte; car le malade est comme foudroyé: elle peut dépendre aussi de la mauvaise constitution du sujet, ou de fâcheuses dispositions inhérentes aux malades, ou enfin d'une méthode vicieuse de traitement, qui contrarierait la tendance naturelle à la résolution.

Ainsi la durée de cette affection n'est pas soumise à des règles assez fixes pour qu'on puisse lui assigner des périodes bien déterminées. Cependant il est bon de dire que cette terrible maladie, abandonnée à elle-même, est constamment mortelle, tandis qu'on peut la guérir, fût-elle même au dernier degré, en suivant la médication que nous indiquons.

Quant à sa terminaison, elle s'annonce par la diminution progressive des symptômes, suivie de leur disparition : elle est, jusqu'à un certain point, dépendante des circonstances au milieu desquelles cette maladie s'est déclarée. Elle se rattache aussi, nous aimons à le répéter, à l'état plus ou moins délabré des forces avant la maladie, à la constitution particulière du sujet, à son âge, et surtout au traitement auquel était soumis le malade ; ce qui donne la plus grande part à la préférence que cette affection paraît prendre pour se terminer d'une manière plutôt que d'une autre. C'est pour cela que sa terminaison par gangrène se remarque plus souvent chez les sujets cacochymes, mal constitués, dont les forces ont été ruinées, ou chez lesquels l'âge ou un traitement malentendu ont contrarié l'ordre des mouvements qui pouvaient tendre à la résolution de l'inflammation. Outre les causes de ce genre, il en est une autre qu'on ne saurait oublier ; je veux parler de la puissance dont paraît jouir le génie épidémique, quel qu'il soit dans sa nature ; car il peut faire prédominer telle terminaison dans le choléra plutôt que telle autre. Quoi qu'il en soit, et de quelque manière qu'on explique la chose, elle n'en est pas moins vraie et digne de la plus grande attention des praticiens, qui sont fondés à présumer plus ou moins de leurs efforts, suivant la direction que le mode épidémique a fait prendre à la maladie, et à redoubler de zèle dès le principe pour chercher à prévenir des conséquences fâcheuses, imminentes. Les caractères symptomatiques qui précèdent ne sont pas les seuls que l'on doive étudier ; pour avoir une idée complète du choléra, il faut y joindre encore ceux dont les divers organes offrent les traces.

Nous nous en occuperons plus tard, en parcourant successivement l'état dans lequel on trouve ces différents organes.

DIAGNOSTIC.

Après le rapide et triste tableau que nous venons de tracer du choléra, nous allons parler de son diagnostic. De même que le diagnostic de toutes les maladies, il ne se déduit pas seulement de l'étude des symptômes ; sans doute leur considération importe beaucoup à son exactitude; mais avant tout, il est indispensable de faire observer qu'aucun de ces symptômes n'est assez constant et invariable pour qu'il puisse nous servir de base ; nous dirons aussi qu'il est également de la prudence et de la véritable philosophie médicale de ne jamais rien conclure sur une seule donnée, sur un simple symptôme. Nous verrons d'ailleurs le degré de confiance, de constance et de certitude de chacun d'eux. Il est donc nécessaire, pour bien déterminer une maladie, de tenir un compte exact de tout ce qui entre dans sa composition : telles sont ses causes, ses symptômes, sa marche, ses terminaisons, ses traces cadavériques. Ce n'est, à la rigueur, qu'après toutes ces données qu'on parvient à réunir un nombre suffisant de signes diagnostiques certains de la maladie qu'on a sous les yeux. Ainsi ce n'est que d'après une étude particulière, une soigneuse analyse, qu'on peut se déterminer à prononcer sur sa nature et le traitement par lequel on doit l'attaquer. C'est par une semblable méthode, d'après la considération des causes et des symptômes d'un état morbide existant, qu'on pourra concevoir l'idée de la présence d'un choléra, que la marche ultérieure de la maladie, les traces cadavériques et le succès du traitement dans le cas d'heureuse terminaison rendront de plus en plus manifeste. Or, pour se faire une idée exacte de cette affection, on se rappellera les divers phénomènes morbides qu'elle présente. Dans un pays où cette épidémie ne s'est pas encore montrée, les uns ou les autres, considérés séparément, pourront bien faire soupçonner le choléra, mais jamais en établir l'existence ; au lieu que, s'ils conc ourent ensemble, en nombre assez considérable, cette maladie devient aussi évidente qu'une démonstration.

Concluons donc qu'il est toujours nécessaire de s'environner de toutes les lumières possibles, pour ne point s'exposer à errer dans la déterminaison de la nature du choléra. Sans doute il est des praticiens doués d'une pénétration peu commune, à qui il suffit d'un ou de quelques traits pour reconnaître une maladie ; mais comme le nombre en est très-limité, on ne saurait trop louer les efforts des nombreux observateurs qui s'évertuent à aplanir les difficultés du diagnostic des maladies, et surtout de celles qui, comme le choléra, sont si communes et si redoutables.

On doit pressentir que le pronostic d'une maladie aussi terrible, et aussi souvent rebelle à nos moyens curatifs, ne peut qu'être plus ou moins fâcheux. Rentrons dans les considérations générales auxquelles nous venons de nous livrer au sujet du diagnostic, et répétons qu'on ne se fait pas une idée trop exacte de ce que c'est que le pronostic des maladies. Trop pénétré de l'opinion qu'il n'est qu'une sorte de divination ou de préjugé sur l'état futur des maladies, on ne peut guère l'établir, d'une manière quelconque, que d'après les données qu'on tire de la situation actuelle de la maladie, sans prendre garde que l'étude des causes et de l'état intérieur du malade doit concourir avec toutes celles qui nous viennent d'ailleurs, de la comparaison et de l'analogie que nous établissons entre la maladie que nous traitons et celles qui peuvent lui ressembler, dont nous avons pu apprécier par nous-mêmes les événements successifs et les résultats définitifs. D'après cela, on voit combien l'art du pronostic est difficile et suppose de sagacité, de lumières, de la part du praticien, surtout en ajoutant qu'il est nécessaire de joindre à toutes les connaissances déjà mentionnées une foule d'autres dépendantes des modifications déterminées par l'âge, le sexe et toutes les circonstances intérieures ou étrangères au sujet de la maladie. C'est pour toutes ces raisons qu'il est difficile de bien pronostiquer, et que ceux qui ont cet inappréciable avantage, qu'ils doivent moins à une vertu naturelle qu'à leurs nombreuses observations et à la rectitude de leur jugement, sont si peu nombreux et si estimés. La science du pronostic ne met pas seulement l'art à couvert des reproches qu'on pourrait lui adresser, en l'accusant des fâcheuses conséquences que peuvent avoir les maladies ; elle ne lui donne pas non plus un vain éclat, en prouvant qu'il peut pénétrer dans les mystères de l'avenir ; mais elle le rend surtout utile, en lui fournissant tous les moyens de se prémunir contre les événements qu'on a prévus, et de prendre de bonne heure ses mesures pour les détourner, ou mieux enfin, pour en triompher. Appliquant ces réflexions générales aux particularités du pronostic du choléra, nous savons que lorsque cette maladie est peu avancée, qu'elle procède sans trop d'intensité, elle se termine aisément par résolution, pourvu qu'on seconde cette terminaison par les moyens que l'art met entre nos mains ; mais si la maladie est déjà très-avancée, le pronostic, quoique beaucoup moins favorable, n'est pas encore désespéré ; seulement il nous montre la nécessité de mettre en action toutes nos ressources, sous peine de voir la mort trancher les jours du patient. Pour plus de clarté, nous allons exposer les différents symptômes funestes et favorables.

Les symptômes funestes sont : 1° les vomissements cholériques répétés ; ils sont insupportables, terribles, mortifères.

2° Les diarrhées cholériques abondantes, qui affaiblissent et épuisent le malade ; aussi succombe-t-il promptement. Je vis plusieurs sujets emportés, dans l'espace de quelques heures, par cette terrible diarrhée.

3° Le froid des extrémités, de l'air expiré, de la langue, la soif extrême, la tendance à se découvrir, l'altération profonde des traits et de la voix, sont aussi d'un mauvais augure.

4° La cessation ou l'extinction du pouls est un signe très-fâcheux ; quelques personnes le prennent pour un signe de faiblesse : dès-lors injection de toutes les substances imaginables ; vin vieux, punch, quinquina, éther, acétate ammoniacal, vésicatoires sur la peau, emploi du camphre, etc. Quant à nous, et nous le dirons avec franchise, le plus souvent nous avons vu le pouls se relever par la saignée pratiquée de suite, quoique le sang sorti fût peu fluide, ayant l'apparence de la gelée de groseilles ; d'autres fois (il est vrai que nous n'avons pas obtenu de sang) nous faisions appliquer des sangsues à l'épigastre, à l'instant même où nous nous hâtions de ramener par tous les moyens possibles la calorification.

5° Les crampes, les contractions tétaniques des extrémités supérieures et inférieures, la peau noire, brune, livide, cyanique, carbonnée, sont de terribles symptômes ; ils sont effrayants et capables d'ébranler la force morale de beaucoup de personnes ; aussi sont-ils souvent suivis de la mort : une douleur vive et continuelle à l'épigastre, mordicante à l'intérieur de l'estomac et des intestins, l'absence des urines, une anxiété extrême, sont autant de symptômes funestes.

Les symptômes favorables sont ceux-ci : à l'instant de la prostration, le pouls radial petit et fréquent, la netteté des idées, l'aspect presque naturel de la face, le peu d'altération de la voix, déjection de quelques urines, peu de selles et de vomissements, la modération des crampes et de l'anxiété.

Lorsque, dans la réaction, la peau est d'une chaleur douce, et qu'une sueur chaude et abondante survient, c'est un signe favorable, surtout s'il se joint à la présence des urines, et si les selles blanchâtres se changent en selles verdâtres.

Le retour de la voix à son timbre normal est un bon signe.

Du reste, l'absence d'un ou de plusieurs signes fâcheux est regardée comme de bon augure.

Les différentes circonstances dépendantes de l'âge, des forces du malade, de son tempérament, de son sexe, influent sur le pronostic à porter. Nul doute, par exemple, qu'il n'y ait infiniment plus de chances de résolution de cette affection chez un sujet dont la constitution s'est prêtée à cette maladie vierge encore, pour ainsi dire, de toute atteinte profonde, que chez celui dans lequel elle avait été affaiblie, détériorée par des excès ou des phlegmasies antérieures; que l'on n'ait plus de facilité à guérir un adulte qu'un vieillard ou un enfant; que l'on n'ait enfin bien plus à redouter les effets d'un choléra qui s'est développé sur un individu d'un tempérament lymphatique et plein de mauvais sucs, que sur un autre dont les fluides sont tout à fait bien proportionnés. Vous voyez qu'avant de porter un pronostic il faut prendre les précautions nécessaires pour pouvoir apprécier l'ensemble de toutes ces causes, susceptibles de se modifier. C'est cette nouvelle source de difficultés qui contribue à appuyer ce que nous avons dit au sujet de la rareté de ceux qui excellent dans le pronostic, et de la nécessité de se munir de toutes les ressources qui peuvent en assurer le résultat et tenir le médecin à l'abri de tout reproche de charlatanisme.

ALTÉRATIONS CADAVÉRIQUES ET AUTOPSIE.

L'autopsie cadavérique des sujets morts du choléra nous fait voir que cette maladie est inflammatoire. Cette vérité, désormais incontestable, sera toujours prouvée dès l'instant qu'on voudra bien faire l'ouverture d'une ou de plusieurs victimes de cette affection. Fidèle au plan que nous nous sommes tracé, nous allons donner quelques idées générales sur les diverses espèces de lésions cadavériques.

Nous ferons observer d'abord que les cadavres des cholériques sont dans un état de contraction tel qu'il faut une grande force pour redresser les extrémités ; les muscles sont tantôt appauvris, tantôt dans leur état normal.

1° *Tête*. Les méninges presque toujours injectées ; sinus souvent remplis de sang noir comme de l'encre.

2° La substance du cerveau est parfois consistante, d'autres fois mollasse ; dans les testicules il y a peu ou presque point de liquide ou de sérosité.

3° La pie-mère est injectée.

4° La moelle épinière est aussi consistante que dans l'état normal ; les vaisseaux en sont ordinairement variqueux et remplis d'un sang noir et épais ; la membrane du pharynx et le voile du palais sont d'ordinaire d'un rouge assez foncé ; les veines injectées, les glandes de cette membrane tuméfiées.

5° L'œsophage est pâle le plus souvent : nous avons trouvé le larynx et la trachée-artère dans le même état.

6° Les poumons sont comprimés; leur parenchyme d'un rouge de rose; ils sont la plupart vides de sang, mais leurs vaisseaux sont remplis d'un sang très-noir.

7° Le cœur est souvent engorgé d'un sang très-peu fluide; ses parois sont plus épaisses que de coutume; les veines de cet organe sont pleines de sang ainsi que sa substance.

8° L'aorte, la veine pulmonaire, la veine-cave et les oreillettes sont toujours remplies d'un sang noir coagulé; il n'existe pas de phlegmasie dans les membranes internes du cœur et des gros vaisseaux.

9° Le péritoine présente en général une couleur légèrement rosée.

10° Le foie varie souvent de couleur; ses vaisseaux sont toujours remplis d'un sang noir; la vésicule du fiel est souvent distendue par la bile, qui est brune et visqueuse.

11° La rate n'offre rien de remarquable.

12° L'estomac est tantôt brunâtre, tantôt

rougeâtre ; ses vaisseaux sont ordinairement injectés ; sa membrane muqueuse offre des plaques rougeâtres, circonscrites ; d'autres fois elle est ramollie et diffluente.

Nous avons souvent aussi remarqué l'inflammation de la membrane muqueuse du duodénum.

Les intestins grêles, dans la plupart des cas, sont injectés et tapissés dans leur membrane interne de granulations miliaires.

Nous avons toujours trouvé de grands ravages dans les gros intestins, particulièrement dans le trajet du colon ; sa membrane muqueuse était presque toujours couverte par des ulcérations et des plaques gangrénées. Lorsqu'on y pratiquait une incision il s'en écoulait un liquide sanieux, trouble, d'un gris verdâtre et d'une fétidité vraiment insupportable. On trouve dans le tube digestif des liquides qui ressemblent parfaitement à ceux qui sont rendus par les vomissements et les selles.

Les reins rétrécis, contractés, atrophiés, secs.

La vessie rétractée et presque toujours vide.

Les nerfs vagues et le grand sympathique sont peu altérés ; cependant on observe que le tissu cellulaire qui entoure leur névrilemme, et le névrilemme lui-même, sont souvent injectés.

Tels sont les détails d'anatomie pathologique les plus généraux qu'on puisse fournir sur le choléra-morbus ; ils prouvent combien cette science nous est d'un secours avantageux, inappréciable ; combien elle peut nous faire éviter d'erreurs, car elle est la base des connaissances positives en médecine ; ce qui fait qu'on ne doit jamais la perdre de vue dans les recherches étiologiques, sous peine de poursuivre des chimères et de se créer des fantômes pour les combattre.

TRAITEMENT.

Les remèdes les plus divers ont été mis en usage contre le choléra-morbus; tels sont le calomel, l'ipécacuanha, l'opium, le musc, l'acétate de morphine, le castoréum, la serpentaire, l'huile de mélisse, de camomille et de menthe, le laudanum, le bismuth, la liqueur anodine d'Hoffmann, l'infusion de cannelle, l'infusion de menthe, l'infusion de camomille, le thé brûlant, le punch au rhum, l'eau-de-vie chaude sucrée, le vin chaud sucré et aromatisé, la potion anti-émétique de Rivière, le tartrate antimonié de potasse, la teinture d'absynthe, la teinture de musc, la teinture de castoréum, le quinquina, le sulfate de quinine, l'acide hydrocyanique, la thridace, le laurus cerasus, le charbon, la glace; on a fait aussi aspirer le chlore au moyen de l'appareil de Richard; on a appliqué des vésicatoires à l'épigastre, le long de la colonne vertébrale; on a fait prendre des bains chauds ; on a mis des sinapismes partout ; on a flagellé avec des orties et des branches de groseillers ; on a appliqué des sangsues et fait des saignées, etc., etc. Il existe encore une foule de procédés employés dont nous nous abstiendrons de parler. Il serait trop long d'entrer dans des détails sur tous les moyens qu'on a appliqués à la guérison de cette maladie.

Parlons maintenant de la médication qui nous a paru la plus convenable. Nous diviserons le traitement du choléra en hygiénique et en thérapeutique; et afin de procéder méthodiquement dans son exposition, nous le considérerons dans les degrés divers de cette maladie, et comme propre à remédier à l'état local et à l'état général.

Parmi les moyens prophylactiques qui conviennent le mieux pour prévenir ou retarder les funestes effets de cette terrible maladie, on peut principalement compter sur l'efficacité des bons aliments pris avec modération, et choisis parmi les substances animales riches en matières nutritives et faciles à digérer ; tels sont les rôtis de poulet, de chapon, de veau, de dinde, de perdrix, de caille, de pigeon ; le pain frais et bien cuit, le riz au lait, au bouillon, la semoule, les œufs frais à la coque, au plat, au beurre ; les biscuits bien cuits, l'eau clarifiée, et surtout le bon vin vieux. S'abstenir le plus possible de légumes secs, de salades, de toute espèce de ragoûts apprêtés, de viande de porc, de pâtisserie, de viandes passées, de haricots, de fruits en général, de poisson, de sauces, de poireaux, de pommes de terre germées, etc., etc. On sent combien il serait fastidieux d'énumérer toutes les substances dont on doit faire usage ou abstinence avant, pendant ou après la maladie. Au reste le médecin doit toujours étudier avec l'attention la plus scrupuleuse l'état actuel des organes digestifs, et se comporter en conséquence.

On devra éviter autant que possible le refroidissement. Ainsi, vous, petits êtres charmants, timides, délicats et frileux, préservez-vous de l'air humide ; que le manteau et le boa vous accompagnent dans vos brillantes soirées ; couvrez-vous bien, afin de vous garantir du froid et des émanations qui pourraient vous faire courir des chances périlleuses.

Nous recommandons les bains, les bons vêtements, l'usage habituel et immédiat de la flanelle, les promenades, dans la belle saison, à la campagne où l'on respire un air si pur dont l'influence bienfaisante agit d'une manière certaine sur notre physique, je dis plus, sur notre moral. Nous citerons comme très-favorables les voyages, l'équitation, la chasse, la danse, puissante ressource attestée chaque jour par un nouveau succès, mais qui doit être modifiée selon la force des individus.

Soyons propres ; calmons nos passions ; point de colère, éloignons les chagrins ; surtout point de haine, de désirs luxurieux, et évitons le plus que nous pourrons les rapports sexuels.

Vous aurez soin d'ouvrir les croisées de votre appartement ou de votre chambre dès l'instant qu'il fera beau temps. Fermez-les bien vite aussitôt que la pluie tombera ; alimentez constamment un feu léger ; placez, par précaution, du chlore, dans le lieu que vous habitez, surtout en petite quantité ; rejetez avec soin le camphre, le vinaigre et autres médicaments que des gens peu consciencieux peuvent vous faire acheter ; en un mot, ne vous servez pas de ces remèdes dits vulgairement *anti-cholériques*.

Il n'est peut-être pas hors de propos d'indiquer ici, pour la satisfaction de beaucoup de personnes, qu'on obtient le chlore en mettant ensemble dans un matras un mélange de quatre parties de sel marin et d'une partie d'oxyde de manganèse; on ajoute ensuite un mélange formé d'acide sulfurique à 66 degrés, quatre parties, et deux parties d'eau; on le porte à un degré de chaleur convenable pour dégager le chlore. Comme ce moyen peut occasionner l'irritation de la membrane bronchique, et ne peut être employé que par les personnes de l'art, nous engageons les familles prudentes à ne pas s'en servir et à recourir seulement au chlorure de chaux. La manière de l'employer est bien simple; il suffit d'en mettre une cuillerée dans un vase, avec une quantité d'eau proportionnée, ayant soin de le renouveler matin et soir. On peut aussi faire dissoudre une certaine quantité de chlorure, et en arroser les appartements plusieurs fois dans la journée, et en peu de temps les miasmes délétères se trouvent neutralisés. Voici comment : le chlore est très-avide d'hydrogène, il l'enlève à tous les corps organiques, parce qu'il a beaucoup plus d'affinité pour l'hydrogène que ces substances. Ainsi dès que vous mettrez du chlore en contact avec des miasmes ou n'importe quelle espèce d'émanations odorantes, vous devez être certain que le chlore s'empare de leur hydrogène pour former de l'acide hydro-chlorique, et dès-lors les proportions voulues pour constituer l'émanation ou la fétidité n'existent plus.

On n'oubliera pas non plus le traitement moral. Ceux qui entourent le malade doivent exciter, relever son courage, écarter de son esprit tout sujet d'affliction, exciter son amour-propre, le stimuler à chaque instant. Tous ces moyens combinés sont quelquefois suivis des résultats les plus heureux.

Le moyen thérapeutique le plus convenable requiert l'emploi le plus étendu du traitement anti-phlogistique : le raisonnenement et l'observation clinique nous l'apprennent tous les jours, et nous démontrent les dangers de cette polypharmacie routinière qui oppose un remède à chaque symptôme, sans s'attacher à la lésion principale, qu'elle laisse aggraver.

Le sucre sapotille et les saignées abondantes peuvent seules faire avorter le choléra commençant. Ne perdons point de vue qu'il n'est ici question que de son état de simplicité, gardons-nous de trop généraliser notre opinion sur ce sujet, et observons les circonstances relatives à l'âge, au sexe, au tempérament, à l'état des forces, qui obligent quelquefois à modérer l'emploi des saignées. Nous invitons cependant à y recourir dans tous les cas, presque sans exception. Quelques sangsues, la diète, de l'eau froide, un peu d'eau édulcorée avec une bonne cuillerée de sucre sapotille, forment la base de ce traitement. Si cette maladie atteint promptement le premier et le second degré, voici ce qu'il vous conviendra de faire : le sujet éprouve-t-il un malaise général, des maux de tête, des douleurs vagues dans la région des reins, des nausées, des vomissements de matières bilieuses ou blanchâtres, avec chaleur légère et douleur à l'épigastre? Survient-il des borborygmes, des coliques suivies de selles diarrhéiques, quelques fourmillements dans les extrémités, crampes plus ou moins douloureuses, peau refroidie et moite, soif vive, langue plate, légèrement rosée au pourtour, humide ou bien sèche, yeux plus brillants que de coutume, pouls dans l'état naturel ou quelquefois petit, fréquent, urine peu abondante, etc.? faites placer de suite votre malade dans un lit bien chaud; qu'on lui mette quelques briques brûlantes auprès des pieds; entretenez la chaleur le plus que vous pourrez; faites, après cela, une large saignée; appliquez de suite quinze ou vingt sangsues à l'épigastre, et autant à l'anus; faites bien couler le sang afin d'obtenir une déplétion prompte et efficace. Ne craignez pas de faire trop couler la piqûre des sangsues; faites-y bien attention, vous avez affaire à une maladie essentiellement inflammatoire. Ne négligez donc pas ces moyens héroïques; revenez à l'application de ces mêmes moyens toutes les fois que vous le jugerez nécessaire, en vous rattachant toujours, comme il a été dit plus haut, à la constitution du sujet, à son âge, à son sexe, etc.

La diète est d'une absolue nécessité. Pour boisson, de l'eau aussi froide que possible, édulcorée avec le sucre sapotille, ou même encore des glaces simples audit sucre, qui, fondu, est un tant soit peu gélatineux. Vous n'oublierez pas non plus l'application des cataplasmes de farine de graine de lin, ou des fomentations émollientes. Ces applications sont toujours utiles.

Lorsque vous aurez à combattre la maladie arrivée à son plus haut degré, c'est-à-dire si les extrémités sont froides, si le pouls n'existe pas; enfin si vous rencontrez les divers symptômes décrits aux différents degrés, enveloppez aussitôt votre sujet dans une couverture de laine bien chaude; remettez sur lui une seconde, et même une troisième couverture; passez souvent la bassinoire sur ses dernières; recouvrez les jambes et les bras de cataplasmes chauds, ou de flanelle que vous aurez trempée dans l'eau de guimauve en ébullition; placez près de lui des bouteilles de grès, remplies d'eau bouillante; renouvelez-les de temps en temps; par ce moyen vous obtenez une espèce de bain de vapeur qui contribue énergiquement à rappeler la calorification. Ne découvrez le malade que par nécessité absolue; évitez surtout de frictionner le corps, les extrémités, de peur d'entraver les effets de la réaction.

Il vous arrivera souvent de ne pas obtenir le sang par la saignée ; faites des applications de sangsues plus nombreuses que dans les cas précédents ; quarante à cinquante ne sont certainement pas trop pour les adultes.

Nous ferons observer que dans plusieurs circonstances semblables, nous nous sommes parfaitement trouvé d'une application de vingt à vingt-cinq sangsues, que nous renouvelions à mesure qu'elles tombaient ; de cette manière nous avions un écoulement sanguin permanent, qui nous a donné des résultats réellement surprenants.

Le sucre sapotille fondu dans l'eau froide est la seule boisson que puisse supporter le malade ; il éprouve aussi un bien-être infini lorsqu'on lui fait avaler de petits morceaux de glace ou des sorbets audit sucre, moyen héroïque que rien ne peut remplacer.

Les cataplasmes, les fomentations émollientes sur l'épigastre et sur le ventre ; les lavements faits avec la racine de guimauve et l'amidon, ou même encore ledit sucre, la diète la plus absolue, sont autant de moyens dont l'emploi le plus rigoureux est indispensable.

Telle est la médication que nous avons employée sur plus de huit mille cholériques; les résultats en sont très-avantageux, puisque nous avons perdu au plus deux individus sur cent. Si parfois nous avons été moins heureux, c'est par la négligence coupable de ceux qui entouraient le malade.

La convalescence mérite la plus grande attention de la part du médecin et des personnes intéressées. Ainsi ne vous éloignez jamais des moyens hygiéniques que le premier vous commande, car les rechutes sont presque toujours funestes. Nous avons vu périr plusieurs sujets pour avoir dévié de ces principes.

Nous terminerons cet exposé par quelques exemples, nous réservant toutefois d'en donner plus tard deux cents autres, avec des notes plus amplement détaillées. Puisse notre travail satisfaire aux vœux du médecin philanthrope !

CURES FAITES.

François Burme, âgé de quarante ans, d'une forte constitution, propriétaire d'un étang, éprouve quelques douleurs de ventre à la suite de son travail sur l'eau : il dit n'y pas faire attention; cependant, de retour chez lui, il s'empresse au plus vite d'en faire part à sa femme ; sa bonne femme, qui l'aimait beaucoup, lui fait de suite du vin chaud sucré; il en but un demi-litre, et ses douleurs parurent céder. Il passe la nuit assez tranquillement; mais quel est son étonnement, quand le lendemain matin les douleurs reviennent de plus belle? Il se tonifie de nouveau, et part bientôt pour conduire son train à Paris. A peine est-il sur l'eau, qu'il éprouve quelques envies de vomir ; cela lui paraît *très-drôle ;* bientôt des coliques surviennent, et il va souvent à la selle ; dès lors il commence à s'inquiéter. Cette fois il ne boit plus de vin, mais de l'eau en quantité ; il quitte son ouvrage et revient à son domicile ; je lui fais appliquer trente sangsues à l'anus, de l'eau sapotillée presque gelée pour boisson, et un cataplasme émollient sur le ventre. Il se trouve fort bien le lendemain et jours suivants ; il continue donc de manger malgré moi ; mais qu'advient-il ? Une certaine nuit je suis éveillé par les cris perçants de sa malheureuse femme. « Eh ! mon cher monsieur, venez bien vite ; mon pauvre homme ne fait que vomir et aller à la selle. » Je m'empresse de la suivre. Voici dans quel état je le trouve : Visage triste, froid, lèvres froides et bleues, tout le corps froid et bleuâtre ; la langue plate, froide, sèche, légèrement rosée à la pointe et au pourtour; soif ardente, désir de boire froid, voix cholérique; respiration précipitée, oppression excessive à la partie inférieure de la poitrine; le cœur bat lentement, les carotides, l'aorte de même; l'épigastre est plus chaud et légèrement sensible au toucher, tandis que le malade dit éprouver des douleurs très-vives à l'estomac; l'abdomen est souple et très-douloureux à la plus petite pression.

Les extrémités sont d'un froid glacial; crampes aux jambes et aux bras, pouls nul.

Avant mon arrivée ce malade avait vomi six fois, et depuis environ une demi-heure les vomissements avaient cessé; il conserve seulement quelques envies de vomir: les matières vomies sont blanchâtres, floconneuses, sans aucune odeur ni saveur spéciales; il avait été une trentaine de fois à la selle, dans l'espace d'une heure; les matières rendues sont blanchâtres et visqueuses. On l'enveloppe d'une double couverture de laine ; j'en fais ajouter une troisième ; je place autour du corps vingt cruchons de terre remplis d'eau bouillante, tandis qu'on promène avec constance une bassinoire sur les couvertures.

Voyant qu'après plusieurs piqûres il m'est impossible d'avoir du sang au bras, j'applique de suite vingt-cinq sangsues à l'épigastre et vingt autres sur l'abdomen ; elles prennent avec lenteur, et tombent peu de temps après. Le sang qui s'écoule est noir et se coagule très-promptement. Nouvelle application de quarante sangsues ; à leur chute le sang coule en plus grande quantité ; je mets un cataplasme qui couvre tout le ventre ; je fais prendre de l'eau froide sapotillée pour boisson (je n'avais pas de glace) ; les symptômes sont, à peu de choses près, les mêmes ; cependant une chaleur légère se fait sentir sur la poitrine et l'épigastre ; deux heures après une amélioration sensible s'annonce ; les crampes sont moins fréquentes, l'entendement est bon ; la soif très-vive, la pression de l'épigastre et du bas-ventre est très-sensible. Je renouvelle le cataplasme ; le pouls est toujours nul, la figure froide, la langue est moins sèche, les papilles se trouvent relevées en forme de râpe ; le cœur, l'aorte, les carotides battent avec plus de force, mais mollement ; pa d'urine.

Dans le courant de la journée je revois mon malade ; la chaleur a reparu sur tout le corps ; une sueur visqueuse le recouvre ; le pouls est revenu, mais très-peu perceptible ; la face, les extrémités supérieures et inférieures conservent leur froideur ; il y a de temps à autre des contractions assez fortes ; il va plusieurs fois à la selle ; les matières portent le cachet cholérique. Je fais remettre d'autres bouteilles autour du corps, j'applique sur le ventre un cataplasme bien chaud ; les extrémités supérieures sont enveloppées de flanelle trempée dans la décoction de racine de guimauve bouillante; je donne de l'eau froide sapotillée pour boisson. Le soir les symptômes ont diminué; mais comme le malade va souvent à la selle, je fais réappliquer trente sangsues à l'anus, et j'ordonne un quart de lavement tiède sapotillé.

Le lendemain, troisième jour de maladie, les crampes ont disparu; la face est moins triste et peu froide; la langue est plate, blanchâtre au milieu, très-rouge à sa pointe et sur ses bords; soif ardente; voix cholérique; respiration plus libre; le ventre légèrement distendu par des gaz, et très-douloureux à la pression; le pouls reparaît. Même boisson; deux quarts de lavement dans la journée; vingt-cinq sangsues sur le bas-ventre, et cataplasme à la chute des sangsues.

Le quatrième jour plus de crampes, chaleur à la face et sur tout le corps; sueurs assez abondantes; langue humide et blanchâtre, moins rouge sur les bords et à la pointe; voix moins flûtée; soif modérée; pouls petit, peu de fréquence; extrémités chaudes et sèches; douleur assez vive dans le bas-ventre; cinq selles depuis hier; quinze sangsues à l'anus; quart de lavement amylacé dans le courant du jour; cataplasme sur le ventre; eau sapotillée, diète.

Le cinquième jour les symptômes cholériques ont presque disparu; le visage n'exprime plus cette tristesse accoutumée; tous les autres symptômes s'améliorent sensiblement; le malade urine, mais très-peu; il reste de la soif, un peu de fréquence dans le pouls; de la chaleur à l'épigastre et au ventre; trois selles, plus de diarrhée cholérique; les matières rendues sont verdâtres; diète, eau sapotillée, deux quarts de lavement dans le courant du jour, cataplasme émollient.

Le sixième et le septième jour le mieux va toujours croissant; le huitième, la convalescence se confirme; lait coupé avec de l'eau sapotillée ; le neuvième, quelques cuillerées de crême de maïs édulcorée avec le sucre sapotillé; les jours suivants on augmente graduellement ces aliments ; enfin, le vingtième jour, le malade se trouve tout à fait guéri. Je lui recommande la promenade plusieurs fois par jour.

Un autre monsieur, âgé de quarante-huit ans, sujet fort bien constitué, d'un physique très-agréable, entretenait depuis une huitaine de jours un dévoiement fort incommode; cependant il continue de travailler comme à l'ordinaire. Un matin, au moment où il va reprendre son travail de la journée, il se sent frappé d'une espèce d'atonie musculaire, de pesanteur insolite, malaise, céphalalgie, coliques, etc.; il lui est impossible de continuer son ouvrage. De retour chez lui son état morbide augmente; de fortes douleurs épigastriques surviennent instantanément ; les coliques, de rares et légères qu'elles étaient, deviennent fréquentes et douloureuses : il y a cardialgie, nausées ; le malade éprouve des envies pressantes d'aller à la selle ; diarrhée. Ce n'est plus ici ce léger dévoiement, c'est cette diarrhée cholérique, meurtrière, qui a fait tant de victimes ; trente à quarante selles ont lieu dans l'espace d'une heure ; les matières rendues sont blanchâtres et floconneuses. Il y a abattement profond, tendance au refroidissement, crampes aux extrémités inférieures ; la peau est humide, le ventre brûlant et déprimé ; une douleur pungitive se fait sentir dans la région du colon ; les pulsations de l'aorte sont très-sensibles au toucher ; la face paraît être en quelque sorte un miroir mobile où viennent se réfléchir toutes les souffrances qui minent ce malheureux ; elle est grippée, d'un rouge terne ; les yeux, brillants et enfoncés dans leur orbite, sont entourés d'un cercle cyanique très-apparent; la voix est faible, sifflée ou strangulée, la langue sèche, rouge au pourtour, blanchâtre au milieu.

Le malade boit avidement l'eau sapotillée froide que je lui donne ; le pouls est petit et très-vacillant.

Je lui fais une large saignée; le sang, quoique peu fluide, coule avec abondance. Des bouteilles d'eau bouillante sont placées près de lui. Je lui prescris une forte application de sangsues à l'anus, qu'on n'exécute point. L'individu se fait ouvrir deux fois la veine dans le courant du jour ; le lendemain il est convalescent.

N. B. Si je relate ici cette observation, dont les résultats sont si extraordinaires, c'est seulement pour la rareté du fait, et pour montrer aussi la puissance d'une constitution sanguine bien établie.

M. Mariano Marin, âgé de trente-six ans, d'une constitution délicate, est atteint d'un dévoiement à la suite d'un voyage à Xula ;

il a, comme tant d'autres, l'imprudence de n'y pas faire attention, en disant : « C'est la *viette,* » dénomination impropre du premier degré cholérique, que l'on considérait comme fort peu dangereux, et qui a conduit tant de monde au tombeau. Il conserve son dévoiement pendant six jours, mais le septième, il ne peut tenir à une diarrhée insupportable ; il nous envoie chercher. Voici quels sont les symptômes qui se présentent : affaiblissement général, figure maigrie, nez froid, yeux effrayés, voix cholérique, respiration difficile, anxiété, langue jaunâtre, rouge à la pointe, soif vive, pouls à peine sensible, froideur aux extrémités supérieures et inférieures, sentiment de formication aux bras et aux jambes, bas-ventre refoulé vers la colonne vertébrale, très-sensible à la pression, borborygmes, chaleur mordicante à l'intérieur des intestins. Comme ce malade a horreur de la saignée, trente sangsues sur le bas-ventre et quarante autres à l'anus; cataplasmes sur le ventre, à la chute des sangsues; bouteilles remplies d'eau bouillante autour du corps; quart de lavement au sucre sapotillé; sorbet à la sapotille, qu'il avale à petites cuillerées. Le soir, comme il existe quelques nausées, on applique vingt-cinq sangsues à l'épigastre. Continuation des mêmes prescriptions.

Le lendemain, deuxième jour, les symptômes sont un peu diminués; cependant le malade continue d'aller souvent à la selle; diète, eau de sapotille glacée, cataplasme sur le ventre; quart de lavement sapotillé. A midi, même état; sur le soir, douleur assez vive à l'épigastre; nausées; quelques cuillerées de sorbet à la sapotille; quinze sangsues sur l'épigastre; cataplasme à la chute de celles-ci.

Le troisième jour, il existait une chaleur douce et abondante sur toute la périphérie du corps. Plus de formications dans les membres, pouls petit, soif modérée, langue blanche et un peu rouge à la pointe; douleur dans le trajet du colon, très-sensible au toucher; éjection d'une urine trouble et briquetée; quatre selles d'un blanc de lait; diète; quinze sangsues à l'anus, eau de sapotille, cataplasme sur le ventre, deux quarts de lavement sapotillé.

Les quatrième et cinquième jours, la voix est revenue à son timbre normal; pouls un peu fréquent; diminution de tous les symptômes cholériques; diète, eau de sapotille, cataplasme sur le ventre, un quart de lavement sapotillé. Comme le malade va beaucoup mieux les jours suivants, nous lui permettons un peu de lait coupé avec de l'eau de sapotille.

Le huitième jour, on lui donne un œuf au bain-marie, et successivement nous accordons quelques aliments convenables; peu de temps après le malade est bien rétabli.

N. B. Nous défendons expressément de donner du bouillon gras au commencement de la convalescence; car le plus souvent il renouvelle la diarrhée cholérique.

M. Antonio Bechera, propriétaire, âgé de quarante-neuf ans, ayant la peau blanche, le teint ordinairement très-coloré, les muscles fermes, le dos un peu courbé, vif, sensible et doué d'un appareil sanguin très-énergique, porte un dévoiement depuis plus de quinze jours. Les personnes qui l'entourent disent qu'il a employé les toniques avec peu de ménagement. L'état dans lequel nous le trouvons est des plus alarmants; il y a vomissements pénibles et douloureux avec contorsions horribles, absence de calorique sur tout le corps, pouls nul. Dans l'intermittence des vomissements nous lui adressons quelques questions, auxquelles il a beaucoup de peine à répondre, tant sa voix est faible et soufflée. Déjà l'impitoyable choléra avait imprimé son sceau meurtrier sur la physionomie de ce malheureux ; ses yeux hagards fuyaient dans leur orbite ; un cercle cyanique entoure les cavités ; tous les traits du visage expriment la plus vive douleur ; une sueur froide, visqueuse, odorante, découle de son front abattu ; le ventre est distendu par des gaz ; borborygmes très-sonores, coliques très-fortes ; on entend un léger bruissement vers le cœur ; la respiration ne se fait que très-difficilement.

Nous pratiquons une large ouverture à la médiane ; le peu de sang qui s'est écoulé est noir et limoneux. On entoure le malade de couvertures bien chaudes ; on place autour de lui des bouteilles remplies d'eau bouillante. Faute de sangsues, nous appliquons des ventouses sur l'épigastre et l'abdomen ; mais au moment où l'on apporte ces précieux annélydes, le moribond est pris d'un râle sibilant; peu de temps après il n'était plus.

Mademoiselle Rosalia Négriéda, jeune fille de dix-huit ans, d'une belle constitution, habituellement fort bien réglée, est frappée de diarrhée, peu de temps après avoir mis imprudemment les mains dans l'eau froide vers la fin de l'écoulement menstruel. Ses idées de jeune fille, son innocente timidité l'empêchent de prévenir ses parents; elle conserve son mal sans rien dire; mais bientôt, contrainte par de violentes coliques, elle ose avouer tout à sa mère. A l'instant même on vient me chercher. Je la trouve dans l'état suivant: figure exprimant la peur, yeux cernés, pupille dilatée et immobile, langue blanche au milieu, rosée à la pointe et au pourtour; soif ardente, lèvres bleuâtres; il y a nausées et vomissements à l'instant où elle boit de l'eau sucrée; voix flûtée, respiration gênée, mouvement tumultueux du cœur, de l'aorte et des carotides; pouls sensible, petit; douleur très-vive à l'épigastre et au bas-ventre par la plus petite pression, coliques, ventre météorisé, borborygmes; froid aux pieds, aux bras, aux mains et à la figure; crampes intolérables aux extrémités; la malade va fort souvent à la selle; les matières sont absolument comme du lait cailleboté. On entoure cette jeune personne de plusieurs couvertures de laine; on entoure son corps de bouteilles remplies d'eau bouillante. Je fais boire de l'eau froide sapotillée en attendant la glace. Je pratique une saignée, j'obtiens deux palettes d'un sang noir très-épais; vingt-cinq sangsues sont appliquées à l'épigastre, et dix au bas-ventre; cataplasmes à la chute des sangsues; les bras, les mains sont enveloppés de flanelle trempée dans une décoction émolliente.

Quatre heures après, la respiration est

moins gênée; une moiteur douce existe sur tout le corps; les crampes sont moindres, le pouls irrégulier; cinq évacuations alvines depuis l'instant où je l'ai quittée; les piqûres des sangsues donnent abondamment un sang très-noir; cataplasme bien chaud sur l'abdomen. La malade prend avec avidité et un plaisir extrême la glace qu'on lui donne par petits morceaux; quart de lavement sapotillé.

Elle passe la nuit assez bien; elle a trois évacuations par bas; les bras et les mains se refroidissent de temps en temps; on les réchauffe.

Le lendemain, deuxième jour, il y a de l'accablement; l'épigastre, le trajet du colon est toujours douloureux au toucher, chaleur brûlante à l'intérieur; le pouls, quoique petit, bat avec fréquence; diète; quinze sangsues sur le bas-ventre, vingt à l'anus, eau froide et glace sapotillées pour boisson; demi-lavement sapotillé à prendre en deux fois dans le courant du jour; cataplasme sur le ventre à la chute des sangsues : le soir, l'épigastre, le bas-ventre, sont moins douloureux ; mêmes prescriptions, à l'exception des sangsues.

Le troisième jour, la chaleur est parfaitement rétablie; plus de crampes; *facies* un peu moins grippée, sueur répandue sur tout le corps, pouls petit, langue blanchâtre et légèrement rouge à la pointe, respiration plus facile, éjection d'un peu d'urine; la douleur du bas-ventre reste encore. Elle a eu cinq selles; les matières rendues, de blanchâtres qu'elles étaient, sont devenues verdâtres; quinze sangsues à l'anus, eau de sapotille, quart de lavement sapotillé, cataplasme sur le ventre.

Le quatrième jour les symptômes cholériques diminuent graduellement : diète, un peu de crême de maïs au sucre sapotillé, quart de lavement sapotillé.

Les cinquième, sixième et septième jours,

disparition de tous les symptômes ; la convalescence se confirme : quelques cuillerées de lait coupé ; un peu de crême de maïs sapotillée.

Les huitième et neuvième jours, je trouve notre malade levée ; elle demande avec instances que l'on augmente ses aliments. Je lui permets donc un œuf au bain-marie. Le matin, comme elle a un grand désir de manger des asperges, je lui en accorde huit pour son dîner, et un peu de lait coupé avec de l'eau sapotillée pour le soir ; enfin l'alimentation est graduée suivant son état.

Quinze jours après je suis étonné de la rencontrer, présentant tous les attributs extérieurs de la force et de la santé. Aussi charitable que belle, elle portait des secours aux pauvres filles de sa connaissance.

ANGINES

DE LA PREMIÈRE ENFANCE.

Les amygdales peuvent être attaquées d'inflammations de différentes espèces, d'ulcérations, etc.

On a donné le nom d'*angine* à une inflammation plus ou moins intense de l'arrière-bouche, du pharynx, du larynx ou de la trachée-artère.

Nous diviserons l'angine en deux espèces : celle qui a son siége dans les voies alimentaires, c'est-à-dire celle qui s'oppose à la déglutition, et celle qui empêche la respiration.

La première espèce est l'angine gutturale, qui consiste dans l'inflammation de la membrane muqueuse, qui revêt l'isthme du gosier, le voile du palais, ses piliers, les amygdales, la luette, etc.

Elle se divise, selon les parties qui sont affectées, en angine tonsillaire, qui n'occupe que les amygdales et le voile du palais; en angine pharyngienne, qui attaque seulement les parois du pharynx, et angine œsophagienne, caractérisée par une douleur plus ou moins vive dans le trajet de tout l'œsophage.

On confond quelquefois l'amygdalite avec la pharyngienne. L'angine, qui a son siége dans les voies de la respiration, se divise en angine laryngée et trachéale, selon qu'elle attaque la muqueuse qui recouvre les cartilages du larynx, et l'intérieur de la glotte ou de la trachée-artère.

Le croup dépend et est une complication de l'angine laryngée et trachéale, désignées sous le nom d'angine membraneuse, soit avec concrétion albumineuse ou sans concrétion, ce qui constitue le croup. Nous ne nous occuperons pas ici de ses symptômes ni de ses caractères, croyant devoir les renvoyer à la description générale du croup.

L'angine, connue sous le nom d'angine maligne, apparaît sous les formes d'angine pharyngienne peu intense; mais un développement considérable de taches séparées les unes des autres, d'un blanc jaunâtre ou grisâtre, s'étend rapidement aux amygdales, sur les côtés du pharynx et du voile du palais.

L'angine laryngée est bien moins commune que la pharyngienne.

CAUSES DE L'ANGINE PHARYNGIENNE.

Les tempéraments sanguins y sont très-disposés; l'exposition à un air froid et humide, les habitations dans les lieux mal aérés, où l'air s'introduit avec peine; de promener les enfants la face tournée au côté opposé à la direction du vent, le froid des pieds, les cris souvent répétés, enfin à la suite de maladies inflammatoires de la muqueuse qui tapisse les voies respiratoires ; les boissons acides, telles que le mauvais lait : toutes ces causes contribuent à faire naître l'angine.

Ces inflammations sont ordinairement accompagnées de sécrétions de mucosités qui deviennent épaisses et d'une teinte jaunâtre.

L'angine règne souvent épidémiquement; c'est surtout aux époques du printemps et de l'automne, mais particulièrement à cette première époque, à cause du changement subit de température, lorsqu'après de longs froids surviennent quelques jours de chaleur, ce qui dispose facilement aux angines.

SYMPTÔMES DE L'ANGINE GUTTURALE.

Aussitôt que les enfants veulent téter,

la déglutition ne peut plus avoir lieu; ils ont des vomissements, ils poussent des cris et sont très-agités. Lorsqu'ils veulent avaler, on entend une espèce de gargouillement qui ressemble assez à une boule qui descend, qui se trouve arrêtée tout à coup et remonte subitement. La respiration parfois se trouve gênée. En passant l'examen de la bouche on aperçoit une rougeur à la base de la langue, au voile du palais et au fond de la gorge. Il y a fièvre, chaleur et sécheresse au fond de la bouche et de la gorge. L'enfant éprouve un besoin continuel de cracher. La difficulté de la déglutition est toujours proportionnée au gonflement des tonsilles; elle parvient quelquefois à un tel degré, que ces deux glandes finissent par se toucher par leur face interne, et le passage des boissons et de la salive devient impossible. L'altération de la voix est encore une complication de ces inflammations. La suppuration est ordinairement la terminaison de cette maladie ; la fluctuation s'établit, ce qu'on reconnaît à l'aide du doigt, et bientôt dans un effort de crachement ou de toux, l'abcès se rompt, et la sortie du pus a lieu en plus ou moins grande quantité.

TRAITEMENT.

On doit, dès le début, appliquer une ou deux sangsues au cou, les couvrir de cataplasmes émollients très-chauds, gargariser la bouche au moyen d'un plumasseau de charpie imbibée d'un liquide mucilagineux. Nous obtenons d'excellents résultats de l'emploi de boissons faites avec le suc de la *sapotille*, dont nous avons fait l'heureuse découverte depuis peu de temps. Ce fruit n'est pas encore connu en Europe, et nous espérons bientôt le faire connaître ; il vient au Mexique, où les habitants en font un très-grand usage. Nous l'employons aussi pour les gargarismes, et en obtenons les meilleurs résultats. On ne donnera point à téter à l'enfant ; les efforts de la succion, ayant lieu avec trop de force, attirent le lait en trop grande quantité dans la gorge, provoquent les vomissements, et augmentent l'inflammation. Au lieu de lui donner à téter, on lui versera le lait dans la bouche par petites doses. Si l'inflammation est trop intense, on devra appliquer des cataplasmes aux jambes ; si ces moyens n'étaient pas suffisants, on aurait recours aux vésicatoires. Malgré ce traitement, si l'agitation continuait au point d'arrêter le sommeil, on ferait prendre au petit malade un gros de sirop diacode mélangé avec l'eau sapotillaire ; on le donnerait par intervalles. La diarrhée survenant, on administrerait les lavements avec l'eau sapotillaire, ou, à défaut, avec de l'eau de riz gommée.

ANGINE LARYNGÉE ET TRACHÉALE.

La membrane muqueuse peut devenir le

siége d'inflammations, dont les causes peuvent être internes ou externes. Les causes internes dépendent souvent de vices de conformation, occasionnés par un rétrécissement du larynx et de la trachée-artère. Les causes externes ont beaucoup de rapports avec ceux de l'angine pharyngienne, excepté que dans celle-ci la respiration est bien plus gênée ; le malade est souvent sur le point d'étouffer. L'angine laryngée succède ordinairement au *coryza*, et se trouve accompagnée de l'inflammation de la trachée-artère et même des bronches. Cette angine est bien moins sujette à produire les vomissements que la pharyngienne. Lorsque l'enfant prend quelques boissons, le liquide peut refluer de l'œsophage dans la bouche et pénétrer dans le larynx, ce qui occasionne des suffocations qui pourraient exposer ses jours. Ordinairement, pendant le sommeil, les mucosités s'accumulent dans le larynx, le malade s'éveille en sursaut, essaie de crier, et, par ses efforts réitérés, finit par rejeter les matières qui s'opposaient à la respiration.

SYMPTÔMES.

Fièvre, chaleur de la peau et particulièment dans la bouche, face souvent congestionnée ; la membrane muqueuse, étant le siége d'inflammations, se trouve injectée d'un rose pâle. Lorsque l'inflammation est plus intense, la voix se couvre d'un son sourd ; le malade éprouve des titillations qui le tourmentent et le font crier.

L'angine laryngée peut être suivie par d'autres maladies inflammatoires, telles que la petite-vérole, etc.

TRAITEMENT.

On fait appliquer trois ou quatre sangsues au dessus des clavicules, et recouvrir le cou de cataplasmes très-chauds, et qu'on aura soin de remplacer aussitôt qu'ils ont perdu leur chaleur ; on mettra la moutarde aux pieds. Si une complication cérébrale survenait, on ferait application d'une ou deux sangsues derrière chaque oreille. On aura soin de tenir l'enfant à un degré de température chaud. On fera usage de boissons mucilagineuses. Je recommanderai encore ici l'usage du sucre *sapotillé* en boissons et en gargarismes. Si la constipation a lieu, on aura recours aux lavements d'huile de ricin.

BRONCHITE

OU

CATARRHE PULMONAIRE

DE LA PREMIÈRE ENFANCE.

La bronchite est une inflammation de la membrane muqueuse qui tapisse les bronches. Cette maladie a été connue des anciens sous différentes dénominations. Aujourd'hui elle est décrite sous le nom de bronchite.

Je la diviserai en bronchite aiguë et en bronchite chronique. Plus l'enfant est éloigné de l'époque de la naissance, plus les symptômes sont faciles à reconnaître.

Causes. La bronchite est plus commune

au printemps et à l'automne que dans les autres saisons, à cause des changements subits qui s'opèrent dans la température. Elle peut être sporadique ou épidémique. La première est produite par le contact du froid et la résidence dans un lieu humide; elle est moins dangereuse que la seconde. La deuxième vient de certains principes dissous dans l'air. Quoique le traitement soit à peu près semblable dans les deux, il est bien plus difficile dans l'épidémique, et demande beaucoup plus d'attention.

Symptômes. La bronchite débute par des frissons, malaises, éternuements et maux de gorge. Ces symptômes sont accompagnés d'un coryza, qui apparaît au bout de trente-six ou de quarante-huit heures. L'inflammation de la membrane muqueuse fait de grands progrès, et le larynx est déjà le siége d'irritation. Le malade ressent dans la gorge et le nez un chatouillement semblable à celui que produiraient les barbes d'une plume. Il refuse de téter, éprouve des suffocations dépendantes de l'inflammation et de la respiration, qui se trouve gênée. Les narines se trouvant enflammées, l'air ne pouvant plus trouver de passage, l'enfant est obligé d'avoir la bouche constamment ouverte afin de faciliter la respiration. On voit la tuméfaction des paupières inférieures et la peau qui recouvre cette partie luisante. La respiration est accompagnée d'un sifflement propre au coryza. La nourriture devient insupportable ; si l'enfant veut essayer la succion ou prendre une boisson quelconque, il est obligé d'abandonner subitement ; la face se gonfle, la toux augmente et les envies de vomir se font sentir. La toux n'est pas continuelle ; elle vient par quintes ; c'est principalement le soir que l'oppression augmente d'intensité.

L'inflammation peut avoir son siége en différents lieux ; elle peut se porter isolément sur le larynx, la trachée-artère et les bronches.

Le symptôme principal de la bronchite aiguë se reconnaît à une toux vive, venant par quintes et accompagnée de douleurs très-intenses; la chaleur existe dans la trachée-artère, derrière le sternum, et quelquefois dans toute la poitrine.

La toux détermine la rougeur et le gonflement de la face, le larmoiement et la céphalalgie. Des douleurs se font sentir dans les hypocondres et au bord des fausses côtes; en un mot elles peuvent assiéger toute la région sus-diaphragmatique. (J'ai remarqué que les enfants dont les cheveux sont d'un blanc filassé, excessivement clair, étaient plus disposés à la bronchite que les autres. J'ai observé cette disposition chez plusieurs personnes de mes amis, d'un âge déjà avancé. Il existe chez eux un vieux râle, qui est continuel, et au moindre contact du froid ils ont un coryza très-prononcé, suivi de bronchite. Malgré ces dispositions, leur santé n'en est nullement altérée.)

A la suite de toutes ces révolutions, l'expectoration commence à avoir lieu ; la matière est tenue, écumeuse, et, si les efforts ont été trop violents, elle se trouve mêlée de sang. L'odorat et le goût deviennent nuls ; les urines sont assez rares et d'une couleur brunie. Nous disons que l'expectoration ne commence qu'au bout de trois ou quatre jours ; elle apparaît d'abord en petite quantité, augmentant graduellement. Quelquefois elle s'arrête tout à coup pendant peu de temps, et revient avec plus d'abondance. Lorsque la guérison arrive, elle diminue progressivement et finit par disparaître. Dans les commencements les crachats ont un goût salé, qui est fort désagréable au petit malade, et lors de leur sortie l'excitent à pousser des cris. Ils perdent ce goût à mesure qu'ils augmentent d'épaisseur, deviennent blancs, jaunes ou verdâtres. Quand ils sortent en grande quantité, la respiration est plus facile et les douleurs moins vives. La bronchite se termine assez souvent par une petite diarrhée.

Si les malades sont pléthoriques, l'inflammation est alors plus grande, la fièvre apparaît, le pouls est très-vif, la peau est très-chaude, et il survient des hémorrhagies nasales. Toutes les membranes muqueuses sont quelquefois sujettes à l'inflammation, mais à un dégré très-faible.

La bronchite chez les jeunes enfants est souvent symptomatique d'une phlegmasie du tissu pulmonaire, et peut être accompagnée de tubercules, situés dans les poumons ou à la base des bronches ; ce qui donne lieu à une série d'accidents fort graves. Tels sont : la toux, l'oppression, la respiration accélérée et bruyante, un râle muqueux très-prononcé, la fièvre, la chaleur continuelle de la peau, la pâleur et la bouffissure de la face. Il se joint encore parfois à ses symptômes une inflammation de la muqueuse du tube digestif.

La bronchite aiguë est ordinairement d'une durée très-courte chez les jeunes enfants ; elle disparaît souvent en peu de jours ; alors il n'y a plus qu'un râle muqueux, une respiration retentissante, courte et fréquente. Au contraire, chez les personnes d'un âge plus avancé, elle est beaucoup plus longue, plus disposée à passer à l'état chronique, et peut durer plusieurs années.

Nous disons que, lorsque la guérison n'a pu avoir lieu au bout d'un certain temps, elle passe à l'état chronique ; la toux augmente et les crachats sont plus nombreux. Cet état peut durer très-long-temps sans que la santé soit bien altérée, puisque la guérison peut encore avoir lieu. Mais il n'est pas rare non plus de voir les jours du malade dans un grand danger ; les mucosités, existant en trop forte quantité, ne peuvent plus sortir avec la même facilité, finissent par se rassembler en masse, et empêchent le passage de l'air. Les crachats sont filants et ressemblent assez à un œuf délayé ; leur couleur devient soit grisâtre ou jaunâtre. A la suite de ces symptômes, le malade tombe dans le marasme, dans un amaigrissement qui fait d'immenses progrès, et ne tarde pas à succomber à un épuisement produit par l'abondance des sécrétions muqueuses.

La bronchite chronique empêche souvent de distinguer d'autres maladies de poitrine.

L'auscultation donne quelquefois un son sourd et profond, particulièrement en certains endroits ; ce qui fait juger qu'il existe des excavations tuberculeuses. Cependant il ne faut pas s'effrayer si le malade n'éprouve pas de fréquence de pouls, de chaleur à la peau, de soif, de sueurs à la tête et à la poitrine. On peut être certain que ces effets ne sont produits que par la dilatation des bronches.

TRAITEMENT.

Le traitement consiste d'abord à préserver les petits malades du contact du froid et de l'humidité. Ces moyens hygiéniques ne suffisent pas toujours; on est obligé d'avoir recours aux boissons faites avec le sucre *Sapotille*, les infusions de mauve, les bouillons de veau, l'infusion de violette, les décoctions de dattes, etc., édulcorées avec du miel. On les administre en petite quantité et souvent répétées; on doit en activer l'usage le soir. Les vapeurs de bourrache, guimauve et de goudron, sont d'un très-bon effet et excitent la transpiration. Si l'inflammation est trop intense, que la respiration soit gênée, on fera application de deux ou trois sangsues sur la poitrine ou à l'endroit où le râle sera le plus prononcé. Les vésicatoires aux bras sont encore très-bons; les cataplasmes sur toute la poitrine offrent aussi de grands avantages.

Lorsque la bronchite menace de passer à l'état chronique et que les crachats se trouvent arrêtés, on fait prendre au malade un léger vomitif, pourvu toutefois que les voies digestives ne soient point le siége d'inflammations. Le sirop d'ipécacuanha donné par cuillerées à café est celui qui présente le plus d'avantage de tous les vomitifs. Si on apercevait à la suite de son emploi la moindre trace d'inflammation, on le supprimerait de suite. Ce médicament offre beaucoup plus de sûreté que le tartre stibié et tant d'autres.

Malgré tous ces moyens, si la bronchite est arrivée à l'état chronique, on continue néanmoins les boissons pectorales ; on récidive souvent les applications de sangsues, les vésicatoires à la partie interne des bras et entre les deux épaules. L'usage des vapeurs désignée précédemment doit être répété souvent, ainsi que l'emploi des révulsifs.

Les moyens hygiéniques doivent être observés avec une attention particulière.

Il arrive fréquemment que ces pauvres petits êtres se trouvent victimes des imprudences et de l'ignorance de leurs nourrices. Il n'est pas rare de voir ces femmes les déshabiller complètement et les exposer à un air vif, ne croyant pas leur faire de mal ; d'autres les laissent respirer un air vif, qui vient de différents côtés ; enfin nous en avons connu d'assez ignorantes qui les lavaient avec une eau excessivement froide, afin de leur donner, disaient-elles, beaucoup plus de force et de vigueur. Combien ces imprudentes enlèvent-elles d'enfants à la vie ! ! !

COQUELUCHE.

La coqueluche est une maladie caractérisée par une toux convulsive, revenant par quintes plus ou moins longues; les mouvements d'expiration sont bruyants et suivis, l'inspiration est lente, pénible et sonore. Elle se montre ordinairement dans toutes les saisons et dans tous les climats; cependant le nord semble en être le plus à l'abri, et ses accès y sont moins violents. Cette maladie se prononce plus fréquemment en France et en Italie que dans les autres pays; ses symptômes paraissent y agir avec plus de force.

La coqueluche n'a pas de saison choisie

pour faire ses ravages, néanmoins elle est plus commune au printemps et à l'automne.

Aucun âge n'est à l'abri de cette maladie; l'enfance, l'adolescence et la vieillesse sont exposées à ce fléau; chez les jeunes enfants elle se rencontre plus souvent qu'aux autres époques de la vie, et ses accès sont plus à craindre; c'est principalement au moment de la première dentition qu'elle fait le plus de ravage.

La coqueluche est sporadique et épidémique. Beaucoup de médecins célèbres pensent qu'elle est contagieuse; d'autres nient la contagion. Pour ma part, je suis de l'avis des derniers. Nous avons des exemples tous les jours qui nous prouvent que beaucoup d'individus se trouvent atteints de coqueluche par le contact qu'ils ont eu avec les malades. Cette maladie se porte subitement d'un quartier dans un autre, tout à fait opposé à celui qu'elle a pris d'abord pour séjour. Nous avons vu principalement beaucoup d'exemples de ces changements au Mexique ; elle se transportait d'un endroit à l'autre et semblait suivre la direction des vents.

La durée de la coqueluche varie beaucoup ; elle peut durer sept, huit jours, souvent quinze jours et même des mois entiers. Elle semble se conduire comme beaucoup de maladies pestilentielles et épidémiques, qui, après avoir fait de grands ravages dans un endroit, perdent de leur intensité.

La coqueluche n'est autre chose qu'une inflammation catarrhale. Elle paraît assez ordinairement avec les épidémies de croup. Elle peut donner naissance à des maladies inflammatoires, telles que la rougeole, l'angine, le catarrhe bronchique, et à une infinité d'autres maladies.

La coqueluche a une grande ressemblance avec le catarrhe bronchique. La toux est toujours suffocante, convulsive, et revient par quintes. Toutes les maladies qui ont leur siége dans les organes respiratoires, la présence de corps étrangers dans la trachée-artère, et les tumeurs qui la compriment, rendent la toux plus intense.

Le catarrhe dans la coqueluche paraît être dépendant du système nerveux. Un des caractères qui accompagnent la coqueluche, ce sont les vomissements qui se trouvent souvent répétés. Des recherches faites par des hommes du plus haut mérite prouvent qu'à la suite d'une toux violente les nerfs pneumo-gastriques sont le siége d'une inflammation violente ; ces nerfs ont à l'extérieur une couleur d'un rouge prononcé, et à l'intérieur d'un jaune remarquable.

On voit aussi la coqueluche se déclarer sans avoir été précédée de catarrhe. Cependant elle débute dans la plus grande partie des cas par un catarrhe, et on le voit guérir quelquefois avant qu'elle n'ait même eu le temps de se déclarer ; tandis que d'autres sont attaqués en même temps de catarrhe et de tous les symptômes propres à la coqueluche. Après ces observations nous devons distinguer la coqueluche en vraie et en fausse. Lorsque cette maladie est vraie, ses symptômes apparaissent par un coryza, un rhume bronchique et trachéal; des frissons surviennent, l'enfant est dans l'abattement ou assoupi; les yeux sont rouges et larmoyants; des éternuements se renouvellent souvent; la face est bouffie; la toux sèche et un peu sonore, et revient par quintes; la voix est enrouée; le pouls est petit ou excessivement fort; la fièvre devient assez grande; le sommeil est presque nul, enfin le malade éprouve un dégoût extraordinaire pour tous les aliments. Ces symptômes peuvent durer de sept à quinze jours. C'est vers cette époque que la toux et tous ses symptômes augmentent d'intensité, et que les quintes provoquent le plus aux vomissements. La respiration est quelquefois tellement gênée que les petits malades croient avoir un poids énorme sur la poitrine.

Une fois la maladie arrivée au plus haut degré, ils se trouvent très-agités et poussent des cris violents, occasionnés par un chatouillement qu'ils éprouvent le long du larynx et de la trachée-artère, ce qui fait que l'inspiration est accélérée. Après tous ces symptômes on peut éprouver pendant quelque temps une amélioration de plus en plus sensible; la toux diminue d'intensité et devient moins commune, le malade expulse en crachant des crachats verdâtres et épais, ce qui fait croire à une guérison prochaine. Mais après ces succès le malade peut avoir une rechute mortelle, le mieux a disparu et tous les symptômes primitifs se sont réveillés avec plus de force et font succomber les pauvres malades.

La coqueluche peut aussi passer à l'état chronique. Ce changement est des plus graves; l'enfant tombe dans un dépérissement complet, toutes ses forces se trouvent épuisées ; la phthisie, accompagnée de tubercules, se déclare et emporte le malade ; le croup survient aussi communément dans ce cas et conduit la victime au même but, qui est le tombeau !

Lorsque la coqueluche est simple, la guérison est facile ; elle offre cependant plus d'inconvénients dans les saisons froides qu'à l'époque des chaleurs. Il est bien reconnu que la coqueluche est le résultat d'une inflammation muqueuse qui tapisse l'extrémité inférieure de la trachée-artère et des bronches.

Le pronostic est plus grave chez les jeunes enfants que chez l'adulte, à cause des congestions cérébrales, qui sont plus fréquentes.

TRAITEMENT.

Un nombre immense de formules semblent attendre la coqueluche pour la repousser ; chaque médecin possède un remède particulier et infaillible pour lui résister. C'est dans les maladies de ce genre que souvent le charlatanisme se déploie avec tout son luxe et sa grandeur. Les moyens thérapeutiques sont assez connus et assez simples, et n'ont pas besoin d'être prônés avec tant d'éclat. Mais malheureusement le monde, incapable de reconnaître le mérite d'un médecin distingué, préfère mieux courir après ces charlatans, qui ne sont que des ignares, qui assassinent avec leur sang-froid ordinaire.

On doit commencer par essayer à apaiser l'inflammation catarrhale et combattre les accès nerveux. Aussitôt leur apparition il faut recourir aux émissions sanguines ; tous les moyens antiphlogistiques doivent être mis en usage, surtout les excellentes boissons de *sapotille*. Si les congestions survenaient, on appliquerait quelques sangsues autour du cou. Quand les quintes de toux arrivent, il est urgent de mettre le petit malade sur son séant, afin de faciliter l'expectoration et la respiration. Les bains de pied, répétés souvent, offrent encore de grands avantages. Les vomitifs sont quelquefois nécessaires, et on emploie de préférence l'ipécacuanha.

Si la constipation existe, on donnera l'huile de ricin ou la rhubarbe; néanmoins ces moyens ne valent point les vomitifs. L'emploi de la belladone est très-vanté; c'est vers le quinzième jour qu'elle agit avec plus d'avantage; mais avant de l'administrer il faut faire attention si les voies digestives se trouvent en état de la supporter. La belladone diminue les quintes et abrège la durée de la maladie.

Nous employons ce médicament au Mexique avec succès.

Si l'agitation devenait très-forte, on ferait prendre quelques cuillerées de sirop diacode. L'extrait de ciguë à petites doses, joint à l'émétique, a produit de bons résultats dans la coqueluche épidémique. Parmi les antispasmodiques, les lavements d'*assa fœtida* sont avantageux. On peut aussi l'administrer en potion jointe à la *sapotille.*

Dans la coqueluche simple on fait usage de frictions émétisées sur la région épigastrique ; l'emploi de lotions faites avec la ciguë réussit aussi.

Quand la maladie est sur le déclin, on donne les antiphlogistiques mêlés aux antispasmodiques et aux sédatifs.

Les moyens hygiéniques sont d'une grande utilité. Il faut surtout éviter l'humidité et le contact d'un air vif.

DENTITION.

On appelle dents de petits os implantés dans les alvéoles des mâchoires, et qui sont les parties les plus dures du corps. La partie qui est libre, c'est-à-dire celle qui surpasse l'alvéole, porte le nom de corps ou couronne de la dent, et fait hors de l'alvéole une saillie égale dans toutes les dents. Celle qui se trouve cachée dans l'alvéole porte le nom de racine. On donne le nom de col de la dent au rétrécissement qui sépare les deux autres portions et autour duquel semble finir la gencive. L'os dentaire, qui n'est autre chose que l'ivoire, a la forme et presque le volume entier de la dent, dont il forme la plus grande partie du corps et de la racine. Le centre de la couronne se trouve percé d'une cavité qui va en se rétrécissant jusqu'à la racine.

L'action des dents est de recevoir et de transmettre les effets mécaniques auxquels elles sont soumises, à la membrane qui enveloppe leurs racines. Le froid, le chaud, en un mot, toutes les sensations qu'elles éprouvent se trouvent transmises à travers l'épaisseur de l'émail et de l'ivoire, selon les impressions. L'action des acides produit un agacement des plus sensibles sur la pulpe.

Les dents se trouvent articulées d'une manière presque immobile avec les alvéoles, et semblent clouées dans ces cavités.

Les dents chez l'adulte sont au nombre de trente-deux, seize pour chaque mâchoire; ce nombre peut cependant varier: il n'est pas rare de rencontrer des personnes qui n'ont que vingt-neuf, trente ou trente et une dents, comme on en voit aussi qui en ont trente-trois. Elles se divisent en incisives, canines et molaires.

Le travail de la dentition commence ordinairement du sixième au septième mois. Il n'est pas étonnant de rencontrer des enfants qui apportent en naissant deux et trois dents ; cependant je suis loin de dire que ces cas soient communs.

Les dents sont produites par l'effet d'une véritable sécrétion ; elles sont au système muqueux ce que les productions diverses sont à la peau. Avant la formation des dents on trouve une espèce de petite poche ronde qui est superficielle à la gencive, et tenant par l'autre extrémité qui regarde le fond de la cavité alvéolaire. Ces poches ne sont autre chose qu'une membrane double qui renferme un petit corps mou appelé pulpe. Les follicules des appareils des deux dentitions ne se forment pas en même temps et n'ont pas des dispositions semblables. Lorsque arrive le troisième mois, c'est-à-dire l'époque où se développent les follicules du travail de la première dentition, ils forment à chaque moitié des mâchoires quatre poches, dont deux antérieures et deux postérieures, adossées les unes contre les autres et laissant entre elles des espaces assez grands. Les premières poches sont les plus petites et appartiennent aux incisives, et les autres aux molaires. C'est à la fin du troisième mois, ce qui est marqué par une forte saillie du bord externe alvéolaire, qu'apparaît une autre poche destinée aux canines et qui complète le nombre des follicules de la première dentition. Les follicules de la première dentition n'apparaissent qu'à la fin du quatrième mois, par la présence d'une nouvelle poche au fond de la gouttière qui occupe alors l'intérieur des mâchoires. La première poche appartient à la première grosse molaire et devance de plusieurs mois les autres. Ordinairement ce n'est que vers le septième mois qu'on voit distinctement les capsules des incisives secondaires, et quelque temps après surviennent celles des canines et de la deuxième molaire. Les follicules des dents de sagesse paraissent plus tard.

Le travail de la dentition ne se trouve terminé qu'à l'époque de la deuxième année et même plus tard. Chez l'enfant, lorsque l'artère maxillaire est parvenue vers la base de l'apophyse coronoïde, elle se divise en deux branches : l'une, inférieure, suit le canal dentaire inférieur; et l'autre, supérieure, plus forte, se rend aux dents temporaires. Au contraire, chez l'adulte la mâchoire inférieure est traversée dans toute sa longueur par un seul canal renfermant les vaisseaux et les nerfs dentaires. Ces deux canaux, qui naissent chez l'enfant, sont tantôt séparés par une ouverture distincte, et souvent, comme chez l'adulte, il n'y a qu'un orifice où s'ouvrent les deux canaux; l'artère maxillaire se sépare plus bas.

Plusieurs médecins rapportent avoir vu la sortie des premières dents à l'âge de vingt mois et même deux ans.

Les premières dents, c'est-à-dire la première dentition, n'est que provisoire, et leur séjour n'est que d'une faible durée. Lorsque arrive l'âge de sept ans, le développement des os maxillaires étant plus fort et prenant beaucoup plus d'étendue, la mastication devient plus forte, les alvéoles perdent leurs anciennes proportions et s'élargissent; les dents ne trouvent plus leurs points d'appui, et leur faiblesse ne peut plus résister. Enfin la chute des dents arrive; la seconde dentition, qui est pour les remplacer, ne tarde pas à paraître, et les douleurs sont bien moins vives que lors de la première. Les arcades dentaires ne contiennent à cette époque que vingt dents, mais elles augmentent rapidement et se trouvent à peu près en nombre à l'âge de douze ans; souvent elles se trouvent retardées.

Après l'apparition des dents, le travail n'est pas encore terminé; elles se couvrent de nouvelles couches d'ivoire, les racines continuent leur développement en longueur et en épaisseur. A mesure qu'elles s'allongent leurs canaux deviennent plus étroits.

Il n'est pas rare de voir les dents de la seconde dentition prendre différentes directions, dépassant les lignes directes qu'elles doivent occuper; les unes se portent en avant et les autres en arrière. Ces fausses dispositions semblent résulter des habitudes que contractent les enfants, lorsque les premières dents viennent à tomber, de repousser continuellement la gencive avec leur langue de différents côtés.

Le travail de la dentition, quoique occasionnant de vives souffrances, ne peut être regardé, proprement dit, comme une vraie maladie. Tous les êtres sans distinction sont soumis à cette incommodité, qui a lieu par un travail indispensable de la nature. Cette époque n'est pas la seule qui soit critique et susceptible de déranger la santé ; la puberté, la menstruation, la grossesse, l'accouchement et la cessation des règles ne sont-ils pas autant de causes inévitables qui font opérer beaucoup de changements dans l'économie, et par leur apparition subite provoquent une multitude de maladies inflammatoires qui mettent la vie des individus en danger.

Plusieurs auteurs rapportent que la dentition, sans être par elle-même une maladie, peut par son travail, souvent très-pénible, porter atteinte à la constitution de l'homme pour toujours : ils citent qu'un sixième des enfants succombe par ses accidents. Cette dernière observation est, je pense, bien exagérée, car il n'est guère probable que, sur le nombre d'enfants qui naissent dans une année, un si grand nombre succombe à la suite des effets de la dentition.

Parmi les maladies qui peuvent accompagner le travail de la dentition, la petite-vérole est une des plus communes et des plus à redouter; les chances de guérison à cette époque sont bien rares.

Un praticien fort distingué attribue les souffrances qu'occasionne la naissance des dents à la pression qu'exerce la racine dans les alvéoles sur les nerfs dentaires. Les douleurs rendent les enfants très-irritables; ils sont de mauvaise humeur et excessivement sensibles. C'est principalement quand la dent est sur le point de sortir que les douleurs sont plus vives, ce qui tient à la distension de l'alvéole. Souvent l'irritation est tellement violente que le système nerveux se trouve exalté au plus haut degré. Le cauchemar survient, la fièvre et les congestions cérébrales le suivent. Dans ce cas on est obligé d'avoir recours aux évacuants, aux vomitifs ou aux purgatifs, et même de faire une application de sangsues. Lorsque la toux existe, on ordonne les sédatifs et les calmants. Si la toux était stomacale, ce qui se reconnaît facilement aux symptômes gastriques, le vomitif produirait un très-bon effet. Pendant les douleurs on donne au petit malade un bâton de réglisse, afin de faciliter par la mastication la sortie des dents. Lorsqu'une dent est sur le point de sortir on peut pratiquer sur le lieu de son passage, c'est-à-dire à la partie supérieure de la gencive, une petite incision, ce qui est d'un grand secours pour accélérer la sortie.

Je ne parlerai pas ici des éruptions qui se font à la face pendant la dentition; je renverrai ces maladies à la description générale des éruptions.

ENTÉRITE.

L'entérite est une inflammation du canal intestinal, qui se propage facilement aux fausses membranes. L'entérite est une maladie des plus graves, principalement chez les jeunes enfants, dont les organes sont si sensibles et disposés aux inflammations.

Cette phlegmasie peut occuper toute l'étendue du canal intestinal; mais le plus souvent elle s'observe dans l'intestin grêle, et diffère en cela de la colique et de la dysenterie, qui ont leur siége dans les gros intestins.

Lorsqu'elle n'est que superficielle et bornée à une irritation catarrhale, elle n'est pas à craindre. On peut l'arrêter par l'application de sangsues et les mucilagineux; mais si elle occupe tout le canal intestinal, si elle a une douleur fixe et profonde, enfin si les vomissements et le délire surviennent, la vie des malades se trouve dans un grand danger.

L'entérite peut être érythémateuse ou avec altération de sécrétion, folliculeuse ou avec désorganisation des tissus.

ENTÉRITE ÉRYTHÉMATEUSE.

La différence qui existe entre l'inflammation érythémateuse des intestins et l'injection passive dont ils sont souvent le siége est peu sensible. Aussi il est difficile de trouver la ligne qui sépare ces deux lésions. Dans l'une et l'autre cause, si le tube intestinal est souvent enflammé, c'est qu'il est presque toujours injecté. Dans beaucoup de cas d'entérites érythémateuses la plus grande partie se trouve compliquée de gastrite, de pneumonie, etc. Chez les uns il existe une espèce de diarrhée très-abondante, et chez les autres des vomissements, des ballonnements de ventre, ou enfin une inflammation des environs de l'anus causée par le séjour des matières intestinales. Dans tous ces cas la peau est ordinairement sèche et brûlante; très-souvent des hémorrhagies intestinales ont lieu, ce qui se reconnaît facilement par les selles ou les vomissements. Ces symptômes mettent l'enfant dans une agitation très-violente, il lui devient impossible de prendre le moindre repos; son visage se ride et démontre qu'il est tout à fait épuisé. Ces symptômes ne sont pas toujours aussi violents, mais dans beaucoup de cas ils produisent ces ravages. Il est bien rare que cette maladie ne se trouve pas suivie de gastrite, surtout chez les jeunes enfants.

La douleur, qui a son siége à la région

épigastrique, est une preuve bien évidente de l'association de ces deux maladies.

ENTÉRITE AVEC ALTÉRATION DE SÉCRÉTION DES INTESTINS.

Cette altération constitue le muguet, qui se rencontre surtout à la surface intestinale lorsqu'elle est enflammée.

SYMPTÔMES.

L'enfant a une teinte jaunâtre (ictérique), la diarrhée et les vomissements, et tous ces signes sont d'un mauvais augure.

ENTÉRITE FOLLICULEUSE.

L'appareil folliculeux peut devenir le siége d'altérations comme les autres organes; ces altérations consistent en de petits globules qui tapissent une partie de l'intestin grêle. Les enfants d'un tempérament lymphatique y sont les plus exposés : l'entérite folliculeuse est produite ordinairement par les stimulants de la sécrétion intestinale, ainsi que par une température humide long-temps prolongée. Quelques praticiens pensent que cette maladie est contagieuse et qu'elle se gagne très-facilement ; cependant ce n'est pas un fait prouvé.

SYMPTÔMES.

Les symptômes s'annoncent par un dégoût pour tous les aliments, un trouble dans les fonctions digestives ; quelquefois des coliques, le dévoiement, l'abattement et l'embarras intestinal ; les douleurs de l'abdomen sont sensibles, l'haleine est fétide, la bouche fade et pâteuse, la langue est rouge à ses bords et surtout à sa pointe, le pouls devient faible et petit. Dans des cas plus graves, la fièvre devient plus forte, le pouls très-vif et le délire survient.

Pendant que tous ces désordres des intestins ont lieu, les ganglions mésentériques, correspondant aux follicules enflammés, prennent part à l'inflammation. Cette maladie se montre avec plus d'intensité et offre plus de dangers à l'époque de la dentition qu'à toute autre ; c'est aussi à ce moment que tous les organes prennent un développement considérable ; les glandes salivaires augmentent de volume et sécrètent la salive en plus grande abondance.

ENTÉRITE AVEC DÉSORGANISATION DU TISSU.

Dans cette affection, l'intestin grêle est spécialement affecté, l'estomac ne l'est jamais que consécutivement ; la lésion porte sur les différents follicules qui tapissent la membrane muqueuse gastro-intestinale.

Le phénomène principal est la prédominance des symptômes généraux sur les locaux ; c'est ce qui fait que le siége de cette maladie a pu et peut être encore méconnu. Un autre caractère de cette affection est la participation presque constante du système nerveux, et de plus on doit admettre qu'il y a altération de liquide. Il en résulte que si les symptômes généraux sont plus prononcés que les locaux, il y aura apparence de ce que nous avons appelé maladie générale ; ayant égard à toutes ces circonstances, plusieurs auteurs ont émis des opinions différentes sur la nature et sur le siége de cette maladie.

Ainsi, pour les uns la lésion des follicules est la lésion fondamentale, seule cause de l'entérite folliculeuse; pour d'autres la lésion des follicules est bien encore fondamentale, mais elle n'est plus que le point de départ de cette affection, et ils vont chercher ailleurs, dans l'altération du sang, ainsi que dans le système nerveux, la cause première de l'entérite folliculeuse; pour d'autres enfin, la lésion des follicules n'est plus ni le point de départ, ni la cause de la maladie, elle n'en est plus que l'effet. De même que dans la variole, l'éruption qui se fait à la peau n'est qu'un effet des éléments de la maladie et non la maladie tout entière ; de même aussi pour ces auteurs, l'éruption intestinale n'est qu'un phénomène secondaire.

Cette maladie a reçu une infinité de dénominations : on l'appelle *dothynentérie,* exanthème, fièvre typhoïde, etc.

LÉSIONS ANATOMIQUES.

Elles frappent dans l'intestin un appareil particulier, les follicules ; ils sont de deux sortes : les uns isolés et les autres agminés. Dans l'entérite folliculeuse il peut y avoir altération des uns et des autres : on la rencontre dans l'ilium, et surtout à la partie inférieure et vers la valvule iléo-cœcale ; elles se voient encore dans le cœcum, le colon ascendant et transverse ; on les voit diminuer à mesure que les follicules diminuent eux-mêmes ; le rectum et l'intestin grêle peuvent aussi être affectés.

FOLLICULES ISOLÉS.

Les follicules malades s'offrent à l'œil sous forme de petits boutons, qui s'élèvent plus ou moins au dedans de la muqueuse; si la maladie a été de peu de durée, ils seront rouges; au contraire, si elle s'est prolongée pendant long-temps, ils seront blancs, pâles.

Ces boutons peuvent se terminer par la résolution et passer à l'état chronique; d'autrefois ils arrivent à un degré plus grave, ils s'ulcèrent, et quelquefois ces follicules se trouvent complétement détruits par les ulcérations.

FOLLICULES AGMINÉS.

Ces follicules, très-peu appréciables dans l'état physiologique, deviennent plus apparents dans le premier degré de la maladie ;

et il en résulte à la surface interne de l'intestin des plaques le plus souvent ovalaires et quelquefois un peu arrondies; elles sont d'un rouge vif au premier degré de la maladie. Le tissu cellulaire sous-muqueux s'enflamme, s'épaissit, les plaques de leur surface sont souvent inégales, grenues, gaufrées, comme on dit généralement; ces plaques peuvent ne point faire d'autres progrès et marcher vers la résolution. Les plaques peuvent aussi se terminer par ulcération : l'ulcération ne vient pas d'emblée frapper la surface des plaques, il arrive communément qu'un véritable état gangréneux précède une ulcération, laquelle succède à la chute d'une escharre gangréneuse. Elles sont à leur début d'un rouge vif; elles peuvent rester stationnaires, ne s'étendre ni en largeur ni en profondeur. D'autres fois elles gagnent de tous côtés et, perforant les membranes de l'intestin, arrivent jusqu'au péritoine qui se trouve aussi perforé; elles peuvent même atteindre les vaisseaux et faire succomber le malade à la suite d'hémorrhagies. Les ulcérations peuvent aussi se terminer par la cautérisation, et cela dans des états intermédiaires. La description de ces plaques est certes le caractère fondamental de cette entérite, car on ne trouve ces lésions avec des caractères que dans la fièvre dite typhoïde, dans la variole et la scarlatine ; encore sont-elles bien moins grandes.

Le jéjunum, le duodénum et l'estomac sont rarement atteints d'inflammations ; quelquefois le cœur se trouve modifié dans sa consistance : il y a alors flaccidité, mollesse de son tissu, la membrane est d'un rouge assez vif.

Le sang se trouve altéré, souvent de bien des façons, communément il est coagulé ; les ganglions mésentériques sont tuméfiés, rouges, et même on les voit quelquefois en pleine suppuration ; presque tous les organes deviennent le siége d'une altération. L'intelligence des jeunes enfants se trouve facilement troublée, principalement au commencement de la maladie; on remarque surtout de la tristesse, de l'abattement; vers le soir le malade éprouve le délire. Si la terminaison doit être heureuse, il succède au délire un état de calme, de faiblesse, mais qui n'est pas de la prostration.

TRAITEMENT DE L'ENTÉRITE.

La diète est la première chose qui doive être observée dans le traitement, puis les applications de sangsues à la région épigastrique; le nombre doit varier selon la force du malade. Après la chute des sangsues, la place doit être recouverte d'un cataplasme émollient, et renouvelé souvent. L'estomac se refusant quelquefois à recevoir les boissons, elles doivent être données en très-petite quantité à la fois. On donnera les sucres de gomme, guimauve, la sapotille, etc., coupés avec de l'eau. Si les congestions cérébrales avaient lieu, on poserait quelques sangsues derrière les oreilles, et on ferait des applications d'eau froide. Les vomitifs doivent être rejetés ; leur usage est reconnu, dans ce cas, pour être fort dangereux.

FIÈVRE SCARLATINE.

La scarlatine a beaucoup de ressemblance avec la rougeole; elle est cependant facile à reconnaître, si l'on se rappelle que l'éruption scarlatineuse paraît au bout de vingt-quatre heures, à dater du moment de l'invasion. Le caractère principal de cette maladie est une éruption irrégulière à la peau, et qui attaque souvent en même temps la membrane muqueuse du tube digestif et des voies aériennes.

La scarlatine est un exanthème contagieux; il se présente sous la forme de petits points rouges, qui forment bientôt des plaques irrégulières. La couleur de ces plaques est d'un rouge framboisé; caractère qui distingue encore cette maladie de la rougeole; elles se réunissent bientôt et envahissent presque toujours tout le corps. La fièvre est un des premiers symptômes qui accompagnent l'éruption; elle est plus ou moins vive. Dans la scarlatine simple elle a peu d'intensité; mais dans la scarlatine maligne elle est fort intense.

La scarlatine, comme la rougeole et la variole, commence par un frisson et de la chaleur, par un abattement et de la lassitude dans les membres, enfin par les maux de tête. Ces symptômes peuvent être accompagnés de vomissements; les accès sont plus violents le soir que pendant la journée. Le malade éprouve souvent un embarras dans la gorge; la déglutition est difficile et le pouls devient accéléré. L'éruption peut paraître dès le jour même de son invasion ou le lendemain matin; elle paraît d'abord à la face et au cou, et le jour suivant tout le corps se trouve couvert de pustules, qui ne tardent pas à se changer en plaques.

L'éruption est suivie d'une démangeaison violente, qui met les malades dans une grande agitation, principalement chez les jeunes enfants, qui sont plus sensibles et ne peuvent entendre raison.

Non seulement, comme nous l'avons déjà dit, la peau se trouve seule attaquée par l'éruption ; mais elle peut avoir encore son siége à la membrane muqueuse de la langue, du pharynx, du voile du palais, à la surface interne des paupières et des narines. Cette inflammation empêche la déglutition. Lorsque ces symptômes sont violents, la guérison se trouve retardée, et les jours du malade peuvent être en danger. C'est ordinairement vers le septième jour que l'éruption commence à disparaître, ainsi que tous les autres symptômes ; il reste seulement une rougeur à la pointe de la langue, qui existe encore pendant quelque temps. La diarrhée ou une sueur copieuse, ou enfin un dépôt de matière épaisse qui se trouve dans l'urine, succèdent à cette éruption. Quand cette maladie est simple, elle dure rarement plus de huit jours.

Lorsque cette maladie est plus violente, la fièvre augmente, l'angine persiste, la respiration devient gênée, la céphalalgie, la chaleur de la peau, le délire et même des nausées surviennent. Ces symptômes sont alarmants pour les malades. Souvent la sécheresse de la langue et des lèvres est si forte qu'elles finissent par se gercer, et le sang en se desséchant forme des croûtes noires qui couvrent leur surface.

L'exanthème disparaît quelquefois tout d'un coup et reparaît peu de temps après, ce qui prolonge la durée de la maladie.

La scarlatine peut encore devenir plus grave, et c'est alors qu'elle est arrivée à sa troisième période, au *maximum* d'intensité.

C'est là qu'elle reçoit le nom de scarlatine maligne. Les jeunes enfants arrivés à ce degré ont du délire ; la peau est brûlante, le pouls perd de sa force, les yeux deviennent injectés, les joues prennent une teinte vermeille, l'haleine est fétide, il y a coma ; en un mot, les petits malades sont dans un abattement complet. Il peut survenir aussi des hémorrhagies, soit nasales, soit intestinales, et le malade ne tarde pas à succomber. Cette terminaison arrive quelquefois après la disparition de l'éruption.

Quand les malades ont pu résister à ces symptômes, il survient ordinairement des inflammations gastro-intestinales. Beaucoup d'inflammations cutanées peuvent succéder à la scarlatine ; telles sont les éruptions miliaires, la variole, etc. Les complications d'angines méritent une attention particulière, surtout lorsqu'il y a une angine couenneuse. Cette maladie, arrivée à son plus haut degré, se trouve accompagnée d'inflammations du cerveau, ou des viscères thoraciques, ou de la membrane muqueuse intestinale. Toutes les inflammations de la muqueuse peuvent donner naissance à un grand nombre de maladies.

Les enfants sont plus sujets à la scarlatine que les adultes ; c'est surtout à l'époque de la dentition qu'elle se montre plus commune chez eux : cette maladie n'attaque ordinairement qu'une seule fois le même individu. La scarlatine n'a pas de saison fixée pour faire ses ravages ; elle est cependant plus commune aux époques où la température change subitement.

L'habitation dans les endroits humides, sur les bords des rivières et des marais, où il paraît souvent d'épais brouillards, sont autant de causes prédisposantes. Quoique cette maladie attaque plus spécialement les enfants que les adultes, elle offre bien moins de dangers chez les premiers que chez les derniers. La scarlatine règne souvent épidémiquement, et elle peut se transmettre par contact comme la rougeole et la variole; mais sa contagion ne paraît pas aussi fréquente que dans les deux dernières maladies.

TRAITEMENT.

Lorsque cette maladie est simple, les moyens hygiéniques et les boissons antiphlogistiques souvent suffisent pour amener une guérison complète; on fera usage de gargarismes émollients si l'inflammation de la membrane muqueuse buccale existe; si la constipation durait depuis deux ou trois jours, on la combattrait par des lavements. On aura soin de ne point donner de vomitifs, car si des nausées existent dans une scarlatine simple, ce n'est qu'une preuve d'un embarras gastrique, et ils doivent être rejetés.

Si la maladie est au plus haut degré d'intensité, et compliquée d'angine avec des symptômes inflammatoires d'autres organes, on aura recours aux émissions sanguines; si l'angine est intense, on fait une application de sangsues au cou; on recouvre la place avec des cataplasmes émollients. Si l'inflammation se porte à un autre endroit, on aura recours à une seconde application sur l'endroit où elle a son siége.

Lorsque la scarlatine est devenue maligne, il ne faut pas remettre, ni avoir peur d'affaiblir le malade; les sangsues doivent être mises en usage de suite afin d'empêcher les congestions qui pourraient s'établir dans différents organes. Dans les angines simples, il faut avoir toujours recours aux gargarismes émollients un peu acidulés; mais si l'angine était devenue couenneuse, il faudrait se hâter de diminuer cette inflammation en touchant les plaques avec le nitrate d'argent ou avec d'autres caustiques; l'emploi d'un mélange fait avec le jus de citron et partie égale de miel suffisent presque toujours.

Lorsque les congestions cérébrales ont

lieu, ou encore les congestions pulmonaires, on peut employer sans crainte les laxatifs et les purgatifs; leur usage est aussi très-utile dans l'angine; s'il y avait des signes d'irritation gastrique, on les emploierait en lavements.

On ne se sert des vomitifs que lorsqu'il est urgent de débarrasser le pharynx des matières couenneuses qui l'obstruent.

Dès que l'éruption a disparu on peut donner des bains tièdes, surtout s'il y a complication d'angine.

D'après les observations rapportées par plusieurs praticiens célèbres et dignes de foi, il paraîtrait que lorsque cette maladie est épidémique, on peut facilement s'en préserver en faisant usage de la belladone; on donne sa teinture à la dose de quatre gouttes par jour pour les enfants, et on en continue l'emploi pendant une semaine.

DE

L'ÉDUCATION

DES ENFANTS.

SOINS DUS AUX NOUVEAU-NÉS.

L'éducation des enfants a pour but la santé du corps, la culture de l'esprit et des affections de l'âme ; mais ces soins malheureusement ne peuvent être prodigués à tous ces petits êtres, comme il serait à désirer. Les positions sociales étant établies sur des pivots si différents les uns des autres, leur base est la fortune ou la misère ; cette dernière position si commune empêche qu'ils reçoivent les soins nécessaires qui leur appartiennent comme aux riches. La nature, n'ayant pas égard aux situations, cultive chez le pauvre comme chez le riche, et semble même favoriser le pauvre d'une famille plus nombreuse. L'homme, semblable à l'arbre qui pousse dans un bon terrain, vient par ces bons soins vigoureux ; tandis que celui qui naît dans un mauvais terrain, qui est privé du suc utile à la vie, devient étique et finit par périr des suites de la misère.

L'homme à sa naissance est de tous les animaux le plus faible et celui qui réclame le plus de soins ; aussi combien les bons soins d'une mère lui sont-ils utiles ! Il est si rare qu'une nourrice puisse remplacer une mère !

ORGANISATION DE L'ENFANT.

Au moment de la conception, l'enfant égale à peine la grosseur d'un grain de millet, et dans l'espace de neuf mois son développement devient si rapide que, lorsqu'il vient à sortir du sein de sa mère, il pèse de huit à quatorze livres, et est d'une longueur de dix-huit à vingt-quatre pouces. A sa naissance il s'opère de grands changements dans sa manière de vivre; à peine a-t-il respiré l'air extérieur que ses poumons, d'affaissés qu'ils étaient, prennent un développement considérable ainsi que tous les autres organes; la circulation devient active, et de là commence l'exercice des fonctions indispensables à l'entretien de la vie.

Les organes des sens, qui, pendant la vie intra-utérine, étaient restés étrangers à toutes les impressions, deviennent tout à coup d'une sensibilité extrême.

L'enfant ne peut encore faire aucun mouvement volontaire; toute la machine n'est encore que dessinée et n'offre aucune solidité. L'épiderme qui couvre la peau est si mince qu'il laisse apercevoir les vaisseaux qui la couvrent d'un rouge vif. Les fibres sont molles, les muscles sont mous et n'ont aucun jeu; les os n'offrent aucune résistance; leurs extrémités sont entourées de matières muqueuses et cartilagineuses, ce qui les rend flexibles. La boîte osseuse de la tête est beaucoup plus grosse proportionnellement que chez les hommes; les os se trouvent séparés et soutenus dans leurs positions par une membrane. D'après les recherches anatomiques, il est prouvé que le cerveau et les nerfs qui en dépendent sont les premières parties formées chez les animaux.

PREMIERS SOINS QUE L'ENFANT RÉCLAME.

A peine l'enfant est-il sorti du sein de sa mère qu'il annonce par ses cris la douleur ; la chaleur toujours égale des eaux de l'amnios se trouve remplacée tout à coup par la température variable et plus basse de l'air atmosphérique, qui porte sur la peau ainsi que sur les voies respiratoires une douleur vive. Si toutefois une hémorrhagie survenait, l'accoucheur ferait bien vite la ligature du cordon, et débarrasserait la peau de la couche albumineuse qui y a été déposée par les eaux de l'amnios, en employant les lotions d'eau tiède. Si malgré l'attention de l'accoucheur à faire la ligature du cordon, la ligature, en se rétrécissant, devenait lâche, et permettait au sang de s'échapper, il serait urgent d'avertir les personnes chargées de soigner l'enfant d'y faire une grande attention et, en cas d'hémorrhagie, de refaire une nouvelle ligature.

Quand l'enfant a été reconnu par le médecin, que toutes les parties de son corps ne sont point difformes et n'ont pas besoin des secours de son art, on l'enveloppe de vêtements convenables, afin de le soustraire aux influences trop vives de l'air où il doit vivre désormais. On ne doit faire prendre aucune boisson à l'enfant, avant qu'il ne soit débarrassé du méconium, excepté s'il était reconnu être très-faible ; alors on lui donnerait un peu d'eau sucrée, tiède.

On doit éviter l'emploi du sirop de chicorée, qui a été mis en usage par les accoucheurs ignorants ou par des sages-femmes, quoique ce soit, disent-ils, dans l'intention d'expulser plus promptement le méconium et en plus grande quantité.

Cet emploi doit être regardé comme dangereux par les inflammations qu'il peut produire. Ce soin doit être abandonné à la nature, qui se charge elle-même de son expulsion.

Si l'évacuation de l'urine n'a pas eu lieu, on fera application de cataplasmes émollients sur l'abdomen, et on déterminera la sortie de l'urine par une légère pression.

Ordinairement, le jour même de la naissance ou le lendemain, l'enfant est soumis au premier devoir de la religion, qui est le baptême, sans que l'on ait égard aux rigueurs des saisons.

Ces pauvres enfants, qui ont eu à peine le temps de respirer l'air extérieur, sont condamnés à être exposés en plein air. On veut qu'ils soient portés à l'église, qui souvent est très-éloignée, et là non seulement on met une partie du corps à découvert, mais on arrose encore la tête avec de l'eau froide; l'étendue de la fontanelle intérieure reçoit presque toujours l'effusion du baptême, ce qui favorise l'irritation du cerveau, ainsi que ses enveloppes, et peut donner lieu aux dangers les plus graves.

Souvent des prêtres sans expérience laissent tomber l'eau en trop grande quantité (cette eau, renfermée dans une cuve en marbre, est presque toujours glaciale), la douleur devient tellement vive qu'il est rare que l'enfant ne pousse pas des cris.

Aussi pour remédier à de semblables inconvénients, il serait bien plus prudent que le prêtre se rendît au domicile de l'enfant et ne le baptisât qu'avec de l'eau tiède. En employant ces moyens, la mortalité serait moins nombreuse chez les nouveau-nés, surtout à l'époque des froids.

DE L'EMMAILLOTTEMENT.

On désigne sous le nom d'emmaillotement le premier habillement des enfants.

L'emmaillottement pour le vulgaire est la chose la plus facile et n'offre aucune difficulté.

Cependant nous voyons tous les jours des individus difformes, et l'on est loin d'attribuer ces difformités à la manière dont on s'est servi du maillot. L'emmaillottement consiste en chemise, couchette, camisole, bande et bonnet.

La plupart des personnes chargées de l'habillement ignorent les inconvénients qui en résultent.

Après avoir nettoyé le nouveau-né on fait l'application du bandage qui doit soutenir l'ombilic; il est composé de trois compresses, de deux petites bandes et d'une grande qui sert de bandage de corps. Plusieurs praticiens conseillent d'échancrer la première dans son milieu afin de recevoir le cordon ombilical et de l'enduire de beurre frais. Les opinions sur l'emploi du beurre ne sont pas d'accord; les uns prétendent que son usage provoque, après la chute du cordon, la suppuration; les autres prétendent que cette suppuration est produite par une autre cause; ils disent s'en être souvent abstenus et l'avoir vu paraître également. Ainsi on ne doit point redouter son emploi. On croise les deux chefs de la compresse et on renverse le cordon vers le côté gauche de l'abdomen afin de ne point comprimer le foie; on le couche de bas en haut de manière que l'ombilic ne soit point tiraillé; par dessus cette première compresse on met la seconde pliée en quatre, que l'on soutient par la troisième, qui fait le tour du corps.

Le cordon tombe du quatrième au cinquième jour, et l'ombilic est cicatrisé vers le huitième. Quelquefois la chute du cordon se fait plus tard et n'a lieu qu'au douzième jour. La cicatrisation varie aussi.

Une fois la chemise et la camisole passées, et le bandage qui doit tenir le cordon, appliqué, on allonge les bras de chaque côté du corps ; on l'enveloppe de la couchette et des langes ; ensuite la nourrice, ou la personne qui est chargée de ces soins, rapprochent les jambes, qu'elles tiennent dans une position parallèle, et les enveloppent séparément de la couche, qu'elles replient entre les jambes. Après avoir mis le bonnet ou béguin, on fait faire deux tours à la bandelette, et on fait un nœud par devant sans serrer ; le bonnet se trouve ainsi assujetti. Pendant la nuit on doit remplacer le bonnet, s'il est trop léger, par un autre en coton, ou toute autre étoffe plus chaude que la toile et la mousseline.

Beaucoup d'exemples fâcheux viennent à l'appui de ce que je viens d'avancer sur la manière dont les enfants sont emmaillottés. Les personnes chargées de ce soin les sanglent tellement fort que tout mouvement leur est interdit ; l'air ne peut plus circuler dans les poumons, ce qui occasionne des congestions très-dangereuses et des difformités incurables. Je citerai à l'appui de ce que j'avance un fait que j'ai vu. Une jeune dame nourrissait son premier enfant, et ne voulait pas que personne le touchât ; chaque fois qu'elle le changeait de linge, elle le serrait extraordinairement, de sorte qu'étant ainsi enseveli, il lui était impossible de pouvoir se remuer, et la respiration ne se faisait plus que très-difficilement. Cette dame prétendait que son enfant ainsi serré serait mieux fait que les autres et aurait plus de grâce ; il était impossible que son corps pût faire la moindre flexion. Au bout de quelques jours l'enfant est pris de convulsions terribles ; la mère était loin de penser au motif qui les occasionnait, et peu d'heures après l'enfant succombe. Voilà où conduit l'ignorance des mères et des nourrices. Il ne faut pas non plus que l'enfant puisse tourner dans ses enveloppes, que ses vêtements ne fassent que le toucher ; ils ont besoin d'être assujettis afin d'empêcher l'introduction de l'air ; mais il ne faut pas pour cela le coudre dans les enveloppes.

On fera attention que le linge qui touche le corps soit sans coutures, afin d'éviter des souffrances et des déchirures de la peau.

C'est vers le troisième mois ou plus tard, selon la saison et la force de l'enfant, qu'on peut se dispenser pendant la journée de l'emmaillottement ; on le remplace par une robe longue, aisée et dont l'étoffe peut convenir à la température. Les jambes doivent commencer à être libres, afin de faciliter leur développement. On peut aussi leur mettre des bas, qui ne les serrent pas. L'usage des souliers n'est encore d'aucune utilité et même pourrait être nuisible.

DU SOMMEIL.

Après que l'enfant est bien vêtu, on doit s'occuper de la manière dont son lit sera organisé.

S'il est sain et bien portant, le lit doit être fait de coton, de duvet, ou mieux encore de paille d'avoine; si au contraire il est faible, on doit le faire avec de l'herbe de fougère, d'absinthe, ou avec d'autres plantes aromatiques.

Quoique l'enfant ne transpire pas autant que l'adulte, il n'est pas moins utile d'employer pour lui des vêtements qui puissent favoriser la transpiration.

La plume et la laine, une fois échauffées, conservent une chaleur trop abondante, ce qui nous fait préférer les moyens ci-dessus indiqués.

L'enfant doit de préférence être couché sur le côté que sur le dos; la respiration est plus facile; l'air entre mieux dans la trachée-artère et les poumons; cette position provoque aux éternuements qui déterminent l'issue des sécrétions toujours abondantes; la salivation devient très-grande et débarrasse la bouche de tous les liquides qui y affluent.

Il ne faut pas l'habituer à coucher plutôt sur un côté que sur l'autre, ce serait lui faire contracter une mauvaise habitude, qui plus tard, s'il était atteint de quelque maladie, deviendrait très-nuisible.

L'habitude que l'on a contractée depuis des siècles, de bercer les enfants, est reconnue dangereuse et doit être rejetée. Si comme il arrive très-souvent, après l'avoir fait téter, on le met au lit, l'estomac étant plein se trouve irrité par ce ballotement, la digestion devient impossible et l'enfant est obligé de vomir. Il tombe souvent dans un assoupissement que l'on regarde comme naturel ; de cet état résultent des convulsions : il n'y a pas un long trajet à parcourir de l'un à l'autre. Lorsque l'enfant n'est pas malade et que le besoin du sommeil se fait sentir, tous ces moyens sont bien inutiles.

On aura soin de placer la tête de l'enfant en ligne directe du côté du jour ou de la chandelle.

Comme il est toujours porté à diriger sa vue de ce côté, si le jour ne venait pas directement, on s'exposerait à ce qu'il devînt louche. Il faut aussi éviter de le transporter subitement d'un endroit sombre à un jour vif.

La propreté est encore une chose qui doit être observée avec soin; elle est très-utile à la santé.

On ne doit jamais faire coucher les enfants avec les vieillards ou avec des personnes dont la santé est altérée. Plusieurs auteurs rapportent des exemples d'enfants qui couchaient avec des personnes âgées, et dont le côté en contact avec ces personnes était devenu plus faible que le côté opposé.

On peut accoutumer les enfants à rester éveillés dans leur lit, et les habituer au bruit, ce qui les rend moins sensibles et moins peureux.

DE L'ALLAITEMENT.

Une fois les premiers soins administrés à l'enfant en venant au monde, doit-on lui faire prendre quelque chose en attendant qu'il tète sa mère?

Combien faut-il attendre d'heures?

Si l'enfant jouit d'une bonne santé, on peut se contenter de lui donner de temps en temps quelques cuillerées d'eau sucrée, afin d'expulser plus facilement les glaires. Si au contraire sa santé est délicate et faible, on lui fera prendre un peu de vin sucré ou des infusions de fleurs d'orange, dans lesquelles on mettra un peu d'éther sulfurique, édulcorées avec le sucre. On peut attendre même vingt-quatre heures avant de donner le sein, sans inconvénient, si toutefois la mère n'en éprouvait pas un très-grand besoin.

L'allaitement maternel est certes le meilleur sous tous les rapports ; il y a d'abord une grande analogie entre le tempérament de la mère et celui de l'enfant, chose qu'il est impossible de rencontrer chez une nourrice.

Les soins d'une bonne mère ne peuvent jamais être remplacés par ceux d'une nourrice, qui le plus souvent est mercenaire. Parmi ces femmes chargées de la vie des enfants, tout leur abonde, afin de les engager à bien les soigner ; mais, malgré tous ces sacrifices, ces femmes n'en sont souvent pas plus humaines. Elles abandonnent les enfants après les avoir fait téter et les avoir couchés, sans s'inquiéter aucunement de ce qui peut arriver. Qu'ils poussent des cris, ce qui prouve qu'ils ont besoin ou qu'ils sont malades, tout leur est indifférent. Ces enfants sont dans leur berceau, ou même couchés par terre, pendant qu'on va voir les commères ; la porte reste ouverte ; personne pour veiller. Qu'arrive-t-il dans ces campagnes habitées non seulement par des hommes, mais encore par des animaux de toute espèce? vos enfants sont exposés à être dévorés à chaque instant. Ces exemples, qui se voient assez souvent, ne peuvent encore servir de leçon aux mères et aux nourrices.

Voilà la belle conduite de la plupart des femmes chargées de la vie de vos enfants.

L'amour des plaisirs, la fainéantise sont autant de causes qui empêchent les mères de nourrir leurs enfants.

Il est des femmes dont la santé trop délicate ne leur permet pas de nourrir, ou d'autres dont les occupations les empêchent totalement de leur prodiguer leurs soins. Mais combien en voyons-nous dans le monde opulent, dont la santé est parfaite, et qui se refusent à ce devoir de la nature, dans la crainte d'abandonner les plaisirs, d'altérer leurs traits, d'abîmer leur poitrine et de ne pouvoir employer leur journée à leur coquetterie. En général, il ne faut pas aller chez les gens fortunés pour voir l'amour maternel tel qu'il doit exister ; vous trouverez bien plus de dévouement dans la classe moyenne et pauvre.

Lorsqu'on veut faire le choix d'une nourrice, on doit prendre une femme dont la santé soit parfaite, s'assurer si cette femme n'a point quelque maladie héréditaire, telle que des scrofules, des dartres, etc. ; si la conduite de cette nourrice a toujours été intacte ; si elle n'a point eu de maladie vénérienne. Il faut observer si cette femme n'est point d'un caractère dur, et accoutumée à se mettre en colère, etc. Les femmes douces, sages, jouissant d'une bonne santé, aimant la propreté, et dont leurs moyens les mettent à leur aise, sont celles qui doivent être préférées. On doit examiner aussi si l'endroit que la nourrice habite est situé dans un lieu sain, bien aéré et non humide ;

un pays de plaines ou de petits monticules, où l'air est pur; une maison éclairée par les premiers rayons du soleil, sont les habitations qui doivent avoir la préférence.

DE L'ALLAITEMENT ARTIFICIEL.

On ne doit recourir à nourrir les enfants avec le lait des animaux qu'autant qu'on n'aura pu trouver une bonne nourrice; car le lait de la femme est toujours préférable. Le lait d'ânesse et celui de jument sont les meilleurs et ceux qui ont le plus de rapport avec celui de la femme. Le lait de chèvre rend les enfants trop vifs, et ne convient qu'à ceux nés de parents scrofuleux ou atteints de toute autre maladie dépendant du système lymphatique. Le lait de vache ou celui de chèvre ne peuvent convenir les premiers jours; on doit les couper avec l'eau d'orge, etc.

SOINS DUS A L'ENFANT PENDANT L'ALLAITEMENT.

La mauvaise conformation des mamelons offrent souvent beaucoup de difficultés. C'est principalement chez les jeunes femmes, qui n'ont pas encore d'enfant, que ces vices se rencontrent. Ces difformités sont plus communes dans les villes que dans les campagnes; elles sont produites par l'usage des corsets, qu'elles portent dès leur jeune âge. La compression qu'ils ont toujours exercée sur les seins, et spécialement sur le mamelon, empêche le développement que le bout doit acquérir. Lorsqu'une femme veut nourrir, on est obligé d'avoir recours à l'emploi de la pipe ou du suçoir, qui est en verre, afin d'en hâter le développement par la succion. Ces moyens font souvent éprouver de vives douleurs, et peuvent occasionner l'inflammation des parties. On réussit mieux en se servant d'une fiole qui ait de la ressemblance avec la ventouse. L'accouchée est couchée sur le dos, portant la poitrine en avant; on échauffe cet appareil en y introduisant de l'eau très-chaude au moment d'en faire l'application. Une personne soutient le sein en l'élevant un peu, tandis qu'une autre applique la bouteille suffisamment chauffée pour ne point brûler, et on maintient l'embouchure sur le mamelon. Cet emploi paraît être le meilleur et le moins dangereux. S'il survenait aux seins des gerçures, ce qui arrive assez fréquemment, on ferait abandonner pendant quelques jours l'allaitement, et on appliquerait sur les parties des cataplasmes émollients; on ajouterait des compresses imbibées de liquides gras, ayant soin de les changer souvent : dans ce cas la diète doit être observée. On ne doit pas donner à téter aux enfants à chaque instant, comme le font tant de nourrices; on doit autant que possible les régler et ne point les réveiller. En réglant leurs repas la digestion devient plus facile, et on évite de leur charger continuellement l'estomac. Si la nourrice tombait malade ou qu'elle eût besoin seulement de purgatifs, on ferait prendre le lait de vache ou d'ânesse coupé avec de l'eau d'orge. Quand l'enfant prend le mamelon avec trop d'avidité, la nourrice doit resserrer le bout avec ses doigts, afin d'empêcher que le lait ne sorte en trop grande abondance, ce qui provoque à la toux et aux vomissements.

DE LA NOURRITURE SOLIDE DE L'ENFANT.

Le lait ne peut suffire long-temps à la nourriture de l'enfant; il a besoin d'aliments plus solides à mesure que ses forces augmentent. C'est vers la fin du premier mois que ce besoin commence à se faire sentir. La bouillie est l'aliment dont on fait la nourriture des enfants; mais cette espèce de colle est difficile à digérer, et devrait être abandonnée. L'aliment le plus propre à remplir ce but, pour ceux dont la santé est robuste, est la panade faite avec la sapotille; pour les enfants délicats, le lait sucré avec le sirop de sapotille. A mesure que l'enfant devient plus fort et avance en âge, on lui fait prendre diverses substances telles que le vermicelle, la semoule, la fécule de pommes de terre, etc.

Lorsque l'enfant sera resserré ou aura des coliques, on devra avoir recours de suite aux lavements et aux suppositoires composés de savon, suif, beurre, etc.

DU SEVRAGE.

Il y a des enfants qui se sèvrent d'eux-mêmes et qui refusent le lait de la nourrice.

Afin de faciliter le sevrage la nourrice n'a besoin que de se frotter le bout du sein avec de l'absinthe, et l'enfant sera bientôt dégoûté. On sèvre ordinairement, si l'enfant est robuste, au bout d'une année ; si au contraire il paraît faible, on continuera plus long-temps. Il ne faut point vouloir sevrer tout d'un coup ; ce n'est que graduellement qu'on doit y arriver. Le vin ne doit jamais être donné aux enfants ; cette recommandation n'a guère été observée jusqu'à ce jour ; les nourrices prétendent que ce liquide rend les enfants plus forts ; ce qui au contraire ne sert qu'à occasionner des désordres.

DE L'EXERCICE.

Pendant la première année l'enfant ne peut se livrer à aucun exercice ; mais à cette époque on veut essayer à lui apprendre à marcher. L'emploi des lisières est très-mauvais dans les commencements; elles soulèvent les épaules avec trop de violence, et contribuent le plus souvent à le rendre difforme. Il est préférable de le tenir sous les bras, et, lorsqu'il commence à marcher, de le laisser aller seul et de l'attendre à peu de distance. On doit choisir des endroits unis et non raboteux.

L'enfant étant exposé dans ce premier exercice à tomber souvent, il est utile de garnir sa coiffure d'un bourrelet qui fera le tour de la tête.

DE LA PROPRETÉ.

La propreté est, je dirai, non seulement une affaire d'agrément, mais une nécessité indispensable à la santé. Lorsqu'on laisse pourrir les enfants dans les excréments, dans les urines, il en résulte une inflammation de toute la surface du corps, des déchirures, des érysipèles et des abcès qui les font souffrir horriblcment. Les enfants ont un besoin extrême d'être changés de linge plusieurs fois dans le jour et même la nuit quand ils sont sales. Il faut les laver avec une éponge fine, imbibée d'eau tiède, au lieu de se servir de linge, qui serait trop dur et pourrait les écorcher. Les nourrices doivent avoir soin de leur laver la tête tous les matins avec une eau dégourdie, et de ne pas les laisser couverts de cette crasse qu'elles prétendent utile à la santé et qui n'est que nuisible.

QUELQUES

DÉTAILS SUR LE SAPOTILLIER,

ET

SUR LES RÉSULTATS DU SUCRE EXTRAIT DE CETTE PLANTE.

Le sapotillier, cet arbre remarquable et qui mérite tout l'intérêt et toute l'attention de l'homme sensé, est un fruit à peu près rond, dont la grosseur, la forme et le goût excellent tiennent en quelque sorte des meilleures figues d'Italie. Ce fruit, par ses propriétés rares, inconnues jusqu'alors, rend aujourd'hui de précieux services à l'humanité souffrante : doux, agréable et succulent, le jus que nous en avons extrait nous a heureusement prouvé que les peines et le travail que l'analyse nous a coûtés étaient plus que récompensés. C'est une de ces découvertes heureuses, utiles, qui intéressent au plus haut point toutes les branches de la société. Le fruit est revêtu d'une peau brunâtre, plus ou moins crevassée ; ses petits sillons, de la profondeur d'une ligne, ajoutent à sa beauté ; ils sont également distants, partant tous du même point et allant aboutir à la partie supérieure, où ils se touchent. La queue paraît les réunir et en fait un tout qui charme, qui frappe la vue ; mais combien cette ravissante beauté extérieure est loin d'égaler sa bonté !.... On peut assurer que rien n'est à comparer à ce fruit divin ; il est servi comme un mets rare sur les tables mexicaines ; il fait le délice du convive réjoui, qui ne s'aperçoit pas que tout en flattant son goût il est en même temps salutaire à son corps.

Il contient dix pepins oblongs, aplatis et revêtus d'une écorce ligneuse, c'est-à-dire qui a la consistance du bois, noire, dure et cassante, qui renferme une amande blanche très-amère.

RÉSULTAT DU JUS DE LA SAPOTILLE RÉDUIT EN SUCRE.

Après avoir employé les procédés chimiques nécessaires pour analyser le jus de ce fruit, nous avons reconnu que ses propriétés étaient toutes adoucissantes, rafraîchissantes, calmantes, diurétiques et légèrement laxatives. Ce résultat nous encouragea à perfectionner cette heureuse découverte et à la rendre exportable dans les autres parties du globe; nos moyens furent les mêmes que ceux dont on se sert en France pour l'extraction du suc de betteraves. Notre succès a été complet.

Nous avons obtenu une substance blanche et argentine, à laquelle nous avons donné le nom de *sucre sapotille mexicain*; l'application que nous en avons faite dans plusieurs maladies inflammatoires a dépassé notre attente; l'angine, la pneumonie, la pleurésie, la pulmonie, la phthisie, la gastrite, l'entérite, la colite, l'hépatite, la splénite, la néphrite, la cystite, la métrite, maladies plus vulgairement connues sous les noms d'inflammations de la gorge, des poumons, de l'estomac, des intestins, du foie, de la rate, des reins, de la vessie et de la matrice, toutes ces maladies ont dû céder à l'action bienveillante du sucre sapotille; mais c'est surtout dans les cas de choléra que ses rares propriétés ont été reconnues : plus de cinq cent cinquante cholériques sur six cents ont été radicalement guéris par ce précieux sucre végétal.

L'hôpital de *Jesus de los naturales*, et celui de la *Maternité*, auquel nous avons l'honneur d'être attaché, se virent pour ainsi dire déserts dès que ce remède y fut introduit; la mort peinte sur les visages des malades annonçait leur trépas prochain; leurs forces s'affaiblissaient; leur sang circulait avec difficulté; leurs yeux renversés n'occupaient plus leur orbite; un léger souffle agitait à peine leurs lèvres livides; leur voix sépulcrale éclatait parfois en transports furieux.

Le régime prescrit (*voyez* page 48) et l'emploi du sucre sapotille firent changer tout à coup cet effrayant tableau ; nous sommes fier d'affirmer que plus des deux tiers furent sauvés par cette bienfaisante substance.

Le conseil supérieur académique, le jury chimique et le comité supérieur administratif de salubrité ont émis le vœu que l'usage en fût introduit dans les différents hospices du Mexique ; c'est là certes le plus bel éloge que nous puissions en faire. Tout ce que nous pourrions en dire pâlirait devant l'éloquence des procès-verbaux des séances de ces trois corps savants, dont nous donnons ci-dessous la traduction exacte.

RAPPORT DU CONSEIL ACADÉMIQUE SUPÉRIEUR.

« L'an du Seigneur 1837, le 7 juin, à quatre heures

de l'après-midi, est comparu devant nous, président et membre académique, séance tenante en notre palais, M. Étienne Vacca Berlinghieri, docteur-médecin à la Maternité de Mexico, qui, à la demande du comité général du jury chimique de cette ville, a bien voulu nous présenter et nous confier quelques paquets d'une substance blanche argentée, par lui dénommée *Sucre Sapotille Mexicain*, nous invitant, au nom du bien et de l'utilité publics, à faire procéder promptement à l'analyse et à la décomposition dudit sucre, et, en cas de réussite analogue à sa description, d'en faire l'application aux divers cas des maladies inflammatoires, bénignes, aiguës et chroniques, nous exhibant à cet effet, de son côté, de nombreuses attestations de personnes remarquables qui en avaient fait usage avec le plus grand succès.

« Cette proposition acceptée par notre Conseil primaire, et renvoyée pour ce que de droit aux membres du jury doctoral et pharmaceutique, il a été unanimement convenu et arrêté ce qui suit :

EXTRAIT DE L'ACTE DÉLIBÉRATIF DU JURY CHIMIQUE ET PHARMACEUTIQUE.

« La décomposition du *Sucre Sapotille*, extrait végétal indigène de l'excellent fruit de ce nom, assez commun dans nos contrées, et dont l'heureuse découverte appartient *exclusivement* aux pénétrantes lumières et aux infatigables expériences du docteur Vacca Berlinghieri, nous a présenté la certitude d'une innombrable réunion de propriétés rafraîchissantes, adoucissantes, calmantes, diurétiques et légèrement laxatives ; et que, d'après l'analyse susdite et la conviction dans laquelle nous sommes, qu'il était impossible de trouver une substance chimique qui puisse avec elle rivaliser par ses propriétés bienfaisantes, on pouvait procéder avec la plus grande confiance à son application, et surtout dans les maladies inflammatoires. »

EXTRAIT DU RAPPORT DU COMITÉ SUPÉRIEUR ADMINISTRATIF, CHARGÉ PAR LE CONSEIL SUPRÊME ACADÉMIQUE DES APPLICATIONS ANALEPTIQUES.

« Les président et membres du comité supérieur administratif, chargés par le conseil suprême académique des applications analeptiques, déclarent avoir appliqué avec réussite complète à plus de cinq cents malades de l'hospice de *Jesus de los Naturales*, sous notre surveillance directe, la *précieuse découverte* dite *Sucre Sapotille Mexicain*, sucre *divin*, qui en plusieurs maladies d'inflammation aiguës, chroniques, ainsi que dans celle épidémique, dite *choléra-morbus*, a produit des effets merveilleux, ainsi que de promptes et radicales guérisons. Il est à désirer, comme nous l'espérons, que le produit indigène de notre sapotille, si savamment raffiné par notre docte collègue Vacca Berlinghieri, soit introduit le plus promptement possible dans les différents hospices de nos états.

« C'est pour rendre hommage à la vérité que nous nous empressons et empresserons à l'avenir d'en publier les rares et incontestables avantages.

« Fait à Mexico, l'an du Seigneur 1837, le 12 juillet. »

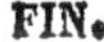

FIN.

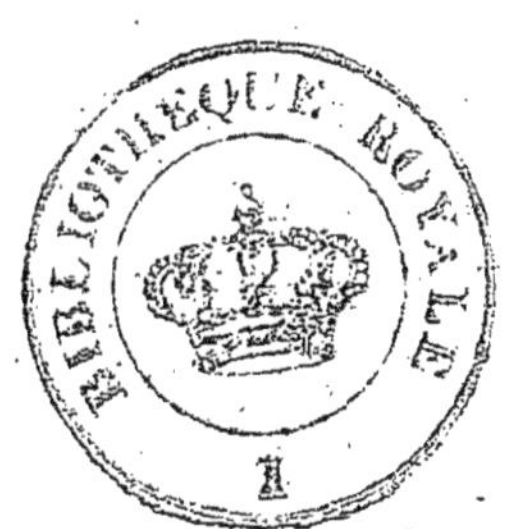

www.ingramcontent.com/pod-product-compliance
Ingram Content Group UK Ltd.
Pitfield, Milton Keynes, MK11 3LW, UK
UKHW022021170726
13837UKWH00001B/326

9 782329 162829